Kirsten Endrikat
Matthias Ennenbach

Körper.Bewusst.Sein

Die Kunst der Entspannung
in der Anspannung

WINDPFERD

1. Auflage 2019

Umschlaggestaltung: Jennifer Jünemann | www.bitdifferent.de
Abbildungen: Matthias Ennenbach, überarbeitet von Thomas Hajdu
Lektorat: Sylvia Luetjohann
Satz & Layout: Marx Grafik & ArtWork
Druck und Bindung: C. H. Beck, Nördlingen

FSC www.fsc.org
MIX
Papier aus verantwortungsvollen Quellen
FSC® C019821

Printed in Germany
ISBN 978-3-86410-218-9
www.windpferd.de

Inhalt

Einführung

Im Fokus unserer Arbeit stehen Körper und Geist und das Geschenk, diese Integration als *Körper.Bewusst.Sein* zu erfahren. Wie das genau funktioniert und von den daraus entstehenden heilsamen Effekten handelt dieses Buch.

Die beschriebenen Inhalte haben sich im Laufe der letzten Jahre durch zahlreiche Praxis- beziehungsweise Unterrichtserfahrungen entwickelt, die wir mit sehr vielen unterschiedlichen Menschen sammeln durften.

Unsere langjährigen psychologischen Tätigkeiten als Ausbildungs- und Seminarleiter/in führten uns zu einem didaktischen Konzept, wie wir Menschen zu nachhaltigen inneren Veränderungen „bewegen" können. In diesem Buch bieten wir daher eine konkrete Herangehensweise an, bei der Körper und Geist wieder zusammenfinden und dadurch das Bewusstsein zunimmt. Denn wenn sich Körper und Geist wieder in einer bewussten Verbindung befinden, entsteht etwas Neues. Das verhält sich etwa so, als wenn man Sauerstoff und Wasserstoff zusammenbringt, dann nämlich entsteht daraus Wasser.

Die Inhalte dieses Buches konzentrieren sich schwerpunktmäßig auf Themen wie zum Beispiel Entspannung, Körperübungen, Atmung, Achtsamkeit, Bewusstseinswandel, Geistesschulung, Lockerung und Auflösung von Gewohnheitsmustern, Ressourcenaktivierung, Potenzialentfaltung etc. Diese Themen vermitteln wir auf unterschiedlichen Ebenen und verfolgen dabei einen ganzheitlichen Ansatz. Das bedeutet, dass wir menschliches Lernverhalten berücksichtigen und dessen Funktionsweise nutzen. Intensives und nachhaltiges Lernen geschieht nämlich nicht durch Zuhören oder Lesen, sondern durch eigenes Erleben. Sinnliche Erfahrungen und die dadurch gesammelten Erkenntnisse sind die mächtigsten Lernimpulse. Das, was Sie heute sind, Ihre Persönlichkeit und Ihre Eigenschaften haben sich ganz sicher nicht dadurch gebildet, dass Sie irgendwo etwas Interessantes gehört oder vermittelt bekommen haben. Es sind Ihre persönlichen Erfahrungen, die Sie geprägt haben. Das ist einer der Gründe, warum wir hier in diesem Buch achtsame Körperübungen mit relevanter Wissensvermittlung kombinieren.

Vielleicht sind Sie nun interessiert daran, dieses kleine Büchlein durchzugehen, um von konkreten Inspirationen für Ihr Leben zu profitieren. Da Lesezeit immer auch Lebenszeit ist, wünschen wir Ihnen eine inspirierende Lektüre.

Matthias Ennenbach & Kirsten Endrikat, Berlin 2018

KAPITEL 1

Annäherungen an das Thema

Bewusster zu leben wird uns immer wieder nahegelegt. Ernährungsumstellungen, Antistresstrainings, Bewegungsangebote, Meditationen, Yogakurse und viele andere Methoden werden dafür angeboten. Einen nachhaltig, regelmäßig funktionierenden Zugang dafür zu finden scheint dabei eine große Hürde zu sein, denn es fällt den meisten Menschen nicht leicht. Dabei spielt erwiesenermaßen die eigene Überzeugung von der Selbstwirksamkeit eine zentrale Rolle, aber auch Intentionen, Planung und weitere selbstregulierende Fähigkeiten. Dazu folgen später noch konkretere Erläuterungen.

Doch so viel sei an dieser Stelle schon verraten: Nach unserem Ansatz ist der erste Schritt zunächst die Selbsterkenntnis und die Bereitschaft, bewusst zu werden.

Wie aber stellt man Bewusstheit her? Wahrscheinlich klingt das zunächst nach Anstrengung, Langsamkeit und Langeweile und wirkt daher abschreckend und wenig motivierend.

Wenn Sie jedoch verstanden haben, dass der Zustand Ihres Bewusstseins darüber entscheidet, wie Sie sich selbst und die Welt sehen, in der Welt leben, sich in ihr bewegen und vor allem, wie Sie sich fühlen, dann können Sie sich der Relevanz dieses bedeutsamen Themas nicht mehr entziehen. Wir möchten Ihnen hier ein Erfahrungskompendium anbieten, in dem Sie auf konkrete Weise zu einem intensiveren, weil bewussteren Leben finden.

Aber keine Sorge, wir werden Ihnen effektive Methoden zeigen, die Sie ganz leicht umsetzen können. Sie müssen dafür nicht alles verändern oder drastische Maßnahmen umsetzen. Es sind vielmehr die kleinen Dinge, die es heilsam zu summieren gilt.

Manchmal entstehen schlimme Dinge nicht durch große Katastrophen, sondern durch die Ansammlung zahlloser kleiner Unachtsamkeiten oder geringfügiger Probleme. Bekanntlich höhlt der stete Tropfen den Stein. Auf dieser Philosophie der kleinen Schritte basiert unser Angebot.

Die Etappen auf unserem Weg

Sie fragen sich jetzt sicher: Können wir uns als Erwachsene wirklich nochmal deutlich verändern? Unser aktuelles Funktionieren ist meist dadurch geprägt, dass wir unbewusste innere Gewohnheitsmuster abspulen. Wenn wir dann erkennen, dass solche Muster auch Flexibilität und Lebensfreude vermindern, mitunter sogar Gefangenschaft erzeugen, wir Leidenskreisläufe durchlaufen und eine positive Sicht aufs Leben einbüßen, weil wir eher funktionieren als wirklich zu leben, dann entsteht oft eine Suche nach Alternativen. Wie können wir uns davon befreien?

Früher hieß es immer: Einen alten Baum verpflanzt man nicht, oder: Einem alten Hund bringt man keine neuen Kunststücke bei. Heute wissen wir, dass man sich nur dann nicht verändert, wenn es kein Interesse mehr für neue Dinge gibt und stattdessen nur noch Routinen abgespult werden. Ein Leben auf der Basis von reinen Gewohnheitsmustern fühlt sich einerseits zwar wohlig vertraut an, andererseits jedoch führt es zwangsläufig zu geistigem Abbau und einem Gefühl innerer Leere. Natürlich können Sie diese Leere mit Aktionismus, Konsum oder Medien zu füllen versuchen, aber glücklich oder zufrieden werden Sie damit erfahrungsgemäß nicht.

Wir bieten Ihnen hier einen überaus heilsamen, effektiven und wirkungsvollen Weg an, um über die Kultivierung von Körper-Bewusstsein zum *Körper.Bewusst.Sein* zu kommen. Was halten Sie von einem Selbstversuch? Dazu wollen wir Sie im Folgenden einladen.

Körper.Bewusst.Sein

Vielleicht haben Sie den Eindruck, dass Sie Ihren Körper pflegen und achten und auch, dass Sie Ihren Verstand gut nutzen können. Aber prüfen Sie bitte einmal jetzt Ihre Körperhaltung. Wie fühlen sich Ihr Rücken und Ihren Schultern an? Wie atmen Sie gerade?

Es sind tatsächlich Gewohnheitsmuster und innere Programme, die das steuern. Natürlich sind solche inneren Programme hilfreich, aber sie führen uns auch vollkommen aus dem bewussten Zustand heraus. Besonders in schwierigen Situationen, die eigentlich unsere volle Bewusstheit benötigen, verstärkt sich diese innere Neigung, nur noch auf der Basis von Gewohnheitsmustern zu reagieren. Dieses Funktionieren durch Muster wie auf Autopilot, betrifft sowohl geistige wie auch körperliche Abläufe. Unser Körper wird dabei oft funktionalisiert, um keine Störsignale zu erhalten.

Die fatale Folge ist, dass der Umgang mit unserem Körper immer unbewusster wird. Insbesondere bei Stress verhalten wir uns sogar extrem körperfeindlich. Anstatt dem Körper genau in dieser schwierigen Phase der Anstrengung etwas Gutes zu tun, haben wir eher die Neigung zu körperfeindlichem Verhalten (wie zum Beispiel Konsum von Substanzen, Passivität etc.).

Der Körper

Unser Körperempfinden kann natürlich immer nur im Hier und Jetzt sein, da unser Körper vollkommen verhaftet an die Materie ist. Er erinnert uns ständig an unsere vielen Bedürfnisse und führt uns unsere Grenzen sowie auch unsere Endlichkeit und Vergänglichkeit vor. Zudem ist er ein guter Lehrmeister für das Thema Veränderung und Wandel, denn unser Körper ist einem permanenten Wandel unterworfen. Der Stoffwechsel führt zu einem immer neuen Empfinden von kurzem Wohlsein bis Mangel- und Schmerzsignalen. Und wir sind stetig und automatisiert damit beschäftigt, diesen Signalen und Bedürfnissen nachzugehen.

Das Bewusstsein

Zur wichtigen Klärung vorweg: Nachfolgend werden Begriffe wie Bewusstsein, Geist, Verstand synonym verwendet. Das ist eine Vereinfachung, die auf unsere geistigen Prozesse verweisen möchte.

Unser Bewusstsein ist, ganz anders als unser Körper, nicht an das Hier und Jetzt gebunden. Deshalb wandert es sehr gerne durch die Zeit. Wir spekulieren über Zukünftiges und grübeln über Vergangenes. Dabei trennen sich Körper und Geist. Diese Trennung hat für uns erhebliche Folgen. Insbesondere entstehen durch solche Aufteilungen innere Spannungsbögen, die unser Bewusstsein verwirren. Es ist ein wenig so wie bei einer Schneekugel, die mit Schwebepartikeln gefüllt ist. In Ruhe sehen wir ein klares Bild, aber sobald wir sie schütteln, „schneit“ es.

Wenn unser Bewusstsein unter Spannung gerät, es „geschüttelt“ wird, trübt sich unsere Sicht. Alle Energie geht in Folge zur geistigen Tätigkeit, der eigene Körper verliert jegliche Aufmerksamkeit. Dies gilt jedoch nicht bei starken

Körpersignalen, hier bleibt der Körper bewusst, jedoch im negativen Sinn.

Das Sein

Unser Sein ist vollkommen abhängig vom Zustand unseres *Körpers* und unseres *Bewusstseins*. Wenn unser Körper beispielsweise Schmerzsignale sendet, Hunger und Durst oder andere Bedürfnisse spürbar werden, entstehen in uns starke Spannungen und Impulse in dieser Richtung. Der Zustand unseres Bewusstseins entscheidet darüber, wie wir uns selbst und die Welt sehen. Sind wir beispielsweise verliebt, ist alles rosarot, sind wir traurig, legt sich über alles ein dunkles Tuch.

Körper, Bewusstsein und Sein hängen also untrennbar miteinander zusammen. Deshalb werden wir uns diese Etappen etwas genauer anschauen und einige Hindernisse auf dem Weg thematisieren.

Körperentfremdung

Obwohl uns doch rein gar nichts so nah ist wie unser eigener Körper, verlieren wir dennoch sehr leicht den Kontakt zu ihm. Das betrifft insbesondere stressgeplagte Menschen. Die „Musik der Ablenkung" ist einfach zu laut. Die Aktivitäten, die wir unbewusst abspulen, wirken oftmals verwirrend. Der Geist wandert stetig von einem zum anderen Aspekt und führt mit der Zeit ein Eigenleben. Grübelei zählt wohl mittlerweile zu den großen Volkskrankheiten. Beim Grübeln, als eine von sehr vielen Belastungsempfindungen, verlieren wir das Bewusstsein für unseren Körper, aber auch jede andere Situation innerer Aufregung, äußerer Stressoren bringt unser Bewusstsein weg von uns selbst, von unseren Empfindungen.

Wir beobachten sehr oft bedrohliche Ausmaße von Körperentfremdung, so als wären Mensch und Körper eine Art von Notgemeinschaft, die sich nicht verstehen. Der Körper wirkt dann ungelenk, es besteht kein richtiges Empfinden dafür, was heilsam ist und was nicht. Bewegung macht keine Freude. Der Körper beginnt Fettschichten zu bilden oder magert ab oder sendet Schmerzsignale. Bei manifesten körperbezogenen Problemen wird dann ein spezialisierter Arzt konsultiert, der nicht das Ganze, sondern nur seine Fachdisziplin im Blick hat. Das Symptom soll durch den Arzt schnell und schmerzlos mit Medikamenten abgestellt werden.

Vielleicht haben Sie schon lange verstanden, dass Körper und Geist zusammengehören und eine Trennung ungünstig ist. Aber unser Geist fokussiert den Körper eben nicht automatisch. Schließlich gibt es in der Außenwelt genug interessante Dinge, auf die sich unser Geist nur zu gerne stürzt. Sie haben bestimmt auch viele Verpflichtungen, die Ihr Bewusstsein in Anspruch nehmen. Zudem kennen Sie bestimmt auch viele Begehrlichkeiten, Wünsche und Hoffnungen, die zu inneren Spannungen führen, wenn Sie sich diese bewusst machen.

Wie oft lassen Sie Ihr Bewusstsein durch Ihren Körper wandern und jede Region wahrnehmen? Wenn Sie sich als Ganzes erleben möchten, benötigen Sie diese Zusammenführung von Körper und Geist. Vielleicht haben Sie mittlerweile Lust bekommen, genau das zu üben und sich selbst einen Eindruck von den spürbar heilsamen Effekten zu verschaffen.

Sich selbst (nicht) spüren können

Der Verlust an Selbstwahrnehmung hat aber noch weitere Hintergründe. So bauen sich neuronale Areale, die für die Introspektionsfähigkeit zuständig sind, wie die Insula, im Dauerstress ab, sodass wir auch auf dieser Ebene den Kontakt zu uns verlieren. Damit können Bewegungsimpulse, Sättigungs- oder Hungerempfindungen, Leistungsgrenzen, die Notwendigkeit von Abgrenzungen etc. nicht mehr adäquat wahrgenommen werden.

Es gibt ein einfaches Rezept: Dauerstress schädigt unsere Fähigkeit zur Introspektion und Ruhe fördert es wieder. Schädigungen sind also in der Regel reversibel.

Leider müssen wir feststellen, dass viele Menschen mittlerweile ein ernsthaftes Problem mit der Ruhe haben. Ruhe wirkt auf viele von uns beunruhigend oder langweilig.

Wer sich nicht spürt, sucht oft nach starken Reizen, damit eine Empfindung entsteht. Allerdings sorgen die starken Reize für eine Zunahme von Stressempfindungen, was wieder die Introspektion mindert. Die daraus folgenden Teufelskreisläufe führen zu immer leidvolleren Zuständen.

Wir sprechen hier über komplexe Auswirkungen, die für uns als Individuum aber auch für uns als Gemeinschaft und Gesellschaft bedeutsam sind. Wer sich selbst nicht spürt, ist für viele Einflüsse offen, fühlt sich abhängig und hilflos und kann sich selbst schlecht steuern. Und darüber hinaus kann man beobachten, dass wer mit sich selbst (mit seinem eigenen Körper) schlecht umgeht, die Tendenz entwickelt, auch Mitmenschen nicht gut zu behandeln.

Wir selbst können uns wandeln

Leider hat unsere Kultur bislang keine äußeren Strukturen oder Angebote entwickelt, um unser menschliches Potenzial auf eine heilsame und aktivierende Weise zu fördern. Sozialisationsinstanzen unserer Gesellschaft (wie elterliche Erziehung oder Schulbildung) vermitteln diese Inhalte leider fast gar nicht.

Da wir auf einen äußeren Wandel nicht warten können oder möchten, bieten wir Ihnen hier konkrete Anregungen für einen sanften und leichten inneren Wandel an. Dieser mittlerweile bewährte Weg ist für jeden gut geeignet. Unabhängig von Ihrer Grundverfassung können Sie sofort mit sanften, leichten Übungen beginnen. Ein sehr zentraler Aspekt ist dabei eine gesteigerte Bewusstheit. Auf dieser Grundlage können wir unser Leben deutlich besser und sicherer gestalten und steuern.

Es eröffnen sich neue einfache, aber äußerst wirkungsvolle Möglichkeiten der Selbststeuerung und, damit verknüpft, die Kunst zu leben sowie Sinn zu erfahren. Ja, zu diesem Thema wurde schon viel geschrieben und gesprochen, aber heute verfügen wir über umfassenderes Wissen. Die Neurowissenschaften mit ihren bildgebenden Verfahren haben ebenso dazu beigetragen wie auch zahllose Studien im Bereich der Medizin, Psychologie und Soziologie. Zudem entstanden in den letzten Jahren immer mehr integrative Modelle. Verschiedene Disziplinen haben positive ganzheitlichere Zugänge hervorgebracht und auch die Integration von Herangehensweisen aus anderen Kulturen, wie zum Beispiel der östlichen Wissenschaft des Geistes, führten dazu, dass bestehende Erkenntnisse durch andere Perspektiven vertieft wurden. Deshalb steht uns heute ein positives Menschenbild offen, das unsere reichhaltigen Potenziale würdigt und zudem exakte Übungsmöglichkeiten eröffnet.

Weil diese Wege zu tiefen und spürbar heilsamen Wandlungen führen, möchten wir in diesem Zusammenhang von der erlernbaren *Lebenskunst* sprechen.

Hiermit ist eine Kunst des Lebens gemeint, die nicht nur philosophisch zu ergründen, sondern die auch tatsächlich und ganz konkret in unserem Lebensalltag umzusetzen ist.

Die grundsätzliche Frage lautet: Möchten Sie bewusst leben oder reicht es Ihnen, dass Sie gut funktionieren?

Vielleicht meinen Sie, dass Sie bereits bewusst leben, aber wir alle stecken so sehr voller Gewohnheitsmuster. Was meinen Sie denn, welche Ihrer alltäglichen Aktivitäten, Handlungen und Gedanken basieren nicht auf der Grundlage von Gewohnheitsmustern? Sie werden nicht viel finden, denn schließlich haben Sie alles, was Sie tun, vorher gelernt und diese Lernerfahrungen führen immer zu inneren Mustern. Da unser Gehirn unbedingt Energie sparen möchte, werden durch immer weitere Wiederholungen neurologisch messbare innere Muster gebaut, die dann einfach nur noch bei Bedarf abgespult werden müssen. Deshalb fühlt es sich oft so an, als würden wir eher funktionieren als wirklich zu leben.

Natürlich könnten Sie einwenden, dass solche Muster auch hilfreich sein können. Das ist absolut richtig, aber die Nebenwirkungen sind beträchtlich. Sie kosten uns gewissermaßen das bewusste Leben, denn sie führen uns in die tiefste Dunkelheit des Unbewussten. Wer sein Leben auf Autopilot verbringt, wird den Tages-, Wochen- und Jahresverlauf als Schnelldurchlauf erleben, und dieser fühlt die Jahre im Eiltempo verstreichen.

Mit der Formulierung „Lebenskunst“ möchten wir einen Akzent setzen und einen Impuls geben. Hiermit sind keine sogenannten Lebenskünstler gemeint, die nur von Luft und Liebe leben, die als Außenseiter den Regenbögen des Lebens hinterhereilen. Der Begriff Lebenskunst soll eher daran erinnern, dass diese wichtige Gabe, zu der wir alle die Veranlagung besitzen, die wir aber in unserer westlichen Welt, die im Wesentlichen auf Gewinnmaximierung ausgerichtet ist, nicht entwickeln konnten oder im Laufe des Erwachsenwerdens wieder verloren haben.

Dies bedeutet aber auch, dass wir nie bei Null anfangen müssen, denn wir verfügen bereits über alles dafür Notwendige. Das Samenkorn ist schon vorhanden.

Aber aufgepasst, wenn wir uns entspannen und loslassen, driften wir schnell in Richtung Unbewusstheit ab. Um Bewusstheit als Lebenskunst in uns zu kultivieren, benötigen wir etwas Engagement für uns selbst, und es ist sogar tatsächlich ein leichter Weg.

Machen Sie also gerne jetzt mit uns den nächsten Schritt: Von zentraler Bedeutung für die Lebenskunst ist die Vereinfachung von komplexen Abläufen. Warum kompliziert, wenn es auch einfacher geht? Dafür hat sich ein ganz spezieller Zugang als besonders hilfreich und bedeutsam herausgestellt. Er basiert auf Lebensweisheiten, die den *Umgang mit Anspannungen* in den Mittelpunkt stellen.

Alles beginnt mit einer Absicht

Wir alle wünschen uns Glück, Zufriedenheit, Frieden, Partnerschaft, Gesundheit und denken dann, dass sich dies mehr oder weniger schon von allein einstellen wird. Eine trügerische Überzeugung, denn ohne konkretes Wollen mit klaren Zielvorstellungen verweilen wir in gewohnten, zumeist unheilsamen Mustern. Stetiges Engagement ist daher für alle oben aufgezählten Bereiche des Lebens von zentraler Bedeutung. Aber warum engagieren wir uns dann so wenig für die eigentlich wirklich wichtigen Bereiche unseres Lebens? Hier ist gut zu wissen, dass sich im Moment des Engagements kritische Stimmen des Geists regen, die sagen: „Ach, das lohnt sich doch nicht“, beziehungsweise „Ist doch egal“, oder Ähnliches. Denn unser Geist ist kein guter „Personal-Trainer“, weil das menschliche Gehirn neurobiologisch zum „Energiesparen“ angelegt ist. Wenn es nach unserem Geist ginge, sollte alles so bleiben, wie es ist. Wenn der Mensch in seinen Automatismen verweilt, wird das Nervensystem nur noch wenig gefordert. Es wird also Energie eingespart. Beim Verharren im Gewohnten ist jedoch keine Potenzialentfaltung, keine Kreativität, keine Verhaltensänderung oder eine Weiterentwicklung des Menschen möglich.

Am Anfang einer jeden Bemühung steht immer mehr oder weniger bewusst unser Motiv, unsere Absicht. Warum tun wir es? Was möchten Sie damit erreichen? Warum beschäftigen Sie sich mit solchen Themen? Warum haben Sie ausgerechnet dieses Buch und keinen Psychothriller in der Hand?

Haben Sie sich darüber schon mal Gedanken gemacht? Tun Sie es nicht einfach ab, nach dem Motto: Ich nehme immer das in die Hand, wonach mir gerade ist. Die Fragestellung nach unseren zugrundeliegenden Motiven ist keine Kleinigkeit, denn die Anfangsmotivation ist zugleich eine Zielvision und wird somit das Ergebnis bestimmen.

Ihre Absicht und Ihr Zielwunsch könnten zum Beispiel darin bestehen, bewusster zu leben, besser abschalten oder ruhiger schlafen zu können, achtsamer zu sein, effektiver und leistungsfähiger zu werden, etwas für die Gesundheit zu tun; vielleicht waren Sie nur etwas neugierig oder der Zufall war am Werk, oder womöglich haben Sie ein ganz anderes Ziel?

Oft verfolgen wir nur unbewusst tiefer liegende Absichten. Werden wir danach gefragt, entsteht erst einmal etwas Unsicherheit. Was ist meine Absicht? Eine derartige Frage kann auf eine aktuelle Aktion bezogen werden, aber natürlich können Sie sich eine solche Frage auch grundsätzlich stellen. Was ist Ihre Absicht für Ihr gesamtes Leben?

Das ist sicherlich keine leichte, aber dennoch wichtige Frage. Eine Antwort lässt sich dementsprechend nicht aus dem Ärmel schütteln, doch wir möchten Ihnen mit diesem Buch konkrete Anregungen dafür liefern, wie Sie sich in die Lage versetzen können, die eine Beantwortung solcher Fragen begünstigt. Diese Ausgangslage hat nämlich mit dem Zustand Ihres Bewusstseins zu tun. Dieses Buch bietet einen Weg zu mehr Bewusstheit. Wohin das jedoch führt, bestimmen Sie. Jede dieser eben beispielhaft aufgezählten Absichten und Ziele wird Sie mit den hier angebotenen Methoden auf einen anderen Weg führen. Nehmen Sie sich deshalb einen Augenblick Zeit, um das zu prüfen. Was möchten Sie mit mehr Bewusstheit erreichen?

Bevor wir handeln, ist die Frage danach, was wir wirklich erreichen möchten, ungemein hilfreich. Immer gibt die Absicht das Ziel vor. Wenn Sie sich nur unterhalten möchten, um nicht alleine gelangweilt zu sein, werden diese Situationen ganz anders verlaufen und wahrgenommen, als wenn Sie die Absicht verfolgen, durch Unterhaltung Ihre Beziehungen zu vertiefen oder sich über Inhalte auszutauschen, um etwas zu lernen. Konsumieren Sie, um zu genießen oder um sich zu betäuben?

Werden Sie aktiv, um Geld zu verdienen oder um etwas Sinnvolles zu tun? Die Beispiele, die die Notwendigkeit der Absichtsklärung verdeutlichen, sind zahllos.

KAPITEL 2

Anspannung und Entspannung

Vielleicht konnten wir durch die Einleitung Ihr Interesse wecken. Haben Sie sich gefragt, was es mit den inneren Anspannungen auf sich hat? Sind diese wirklich immer problematisch? Und was wäre ein gutes Gegenmittel?

Diese „(an)spannende" Thematik möchten wir in diesem zweiten Kapitel etwas genauer anschauen. Die Gegenüberstellung von Anspannung und Entspannung liest sich wahrscheinlich zunächst wie ein Gegensatzpaar. Entweder Sie haben viel zu tun, sind gestresst und angespannt, oder Sie haben alles erledigt, eine Pause oder Freizeit und können entspannen. So gesehen scheint Anspannung problematisch und Entspannung ein ersehnter Zustand zu sein. Aber Sie ahnen vermutlich schon, dass es so einfach nicht sein kann. Das Ziel ist keine Dauerentspannung. Bevor wir jedoch das Rätsel von der Anspannung in der Entspannung lüften, lassen Sie uns erst einige Erläuterungen zu wichtigen Zusammenhängen geben. In einem ersten Schritt stellen wir die Auswirkungen von Anspannungen auf unseren Geist in den Vordergrund. Schließlich haben unsere geistigen Tätigkeiten einen entscheidenden Einfluss darauf, wie wir leben, wie wir empfinden, denken, reden und handeln. Der Zustand unseres Geistes entscheidet darüber, wie wir die Welt sehen. In einem zweiten Schritt geht es dann um den Einfluss von Entspannung auf unseren Geist.

Unsere inneren Spannungen

Diese Thematik ist keine theoretische oder gar willkürliche, sondern basiert auf einer Logik: Prüfen Sie bitte einmal selbst nach, was in Ihnen passiert, wenn Sie Angst, Ärger, Trauer oder Schmerzen erfahren. Spüren Sie dann nicht eine ganz deutliche Spannung im Körper? Diese spürbaren *körperlichen Spannungen* sind genuin menschlich und breiten sich dann auf andere Ebenen aus, also auf unsere Gedanken und Gefühle. Die Auslöser dieser Spannungen können sehr vielfältig sein. Schicksalsschläge, aber auch die vielen alltäglichen Belastungen erzeugen in uns eine ebenso spürbare Spannung wie unsere selbst erzeugten Stressoren. Stresshafte Anspannung kann von außen sowie von innen entstehen. Ihr liegt ein ebenso unaufhörlicher und unaufhaltsamer Fluss an Reizen zugrunde.

Aber damit nicht genug; Selbst wenn Sie etwas Schönes erleben, geschieht in unserem Organismus ein sehr ähnlicher Vorgang. Wenn Sie etwas Interessantes in einem Schaufenster sehen, wenn Sie einem attraktiven potenziellen Sexualpartner begegnen, wenn Sie Sport treiben, wenn Sie schöne Pläne verfolgen, immer erzeugt das in uns Anspannungen. Freud und Leid, jeder Reiz, der relevant für uns ist, erhöht unser Erregungsniveau. Unsere Sinne werden gereizt und damit auch unser Nervensystem, unser Geist, unsere Emotionen und alles, was uns ausmacht. Anspannungen führen also zu inneren Stimulationen und diese trüben unseren Geist. Je höher die Anspannungen, desto stärker sind die inneren Eintrübungen. Damit verlieren wir immer mehr den Überblick. Sie kennen bestimmt Situationen, in denen Sie entweder vor wohliger oder negativer innerer Anspannung regelrecht „kopflos" waren.

Ohne Bewusstheit sind wir also sehr von äußeren und inneren Reizen manipulierbar. Vielleicht erkennen Sie sich in diesen kurzen Schilderungen schon wieder. Aber wir haben es hier dennoch nicht mit Ihrem persönlichen Problem, sondern mit einem universellen menschlichen Phänomen zu tun. Wir alle funktionieren nach diesem Muster – zumindest ohne gezielte Gegenmaßnahmen.

Wenn wir jedoch den Umgang mit Spannungen bewusster steuern lernen, gelangen wir auf eine sehr umfassende Weise zu einer spürbaren Befreiung und damit zu unserer bewussten Lebenskunst. Diese überaus einfache Weisheit liefert uns den lange gesuchten „Schlüssel" für diese „Tür". Fühlen sie sich also im Folgenden eingeladen, diese Tür mit Hilfe unserer Anleitungen zu öffnen und einen Raum neu zu entdecken.

Im Folgenden geht es daher um den Umgang mit unseren inneren Spannungen.

Die Auswirkungen von Anspannung und Entspannung

Betrachten Sie die Mitte der folgenden Abbildung 1. Dort befindet sich das klare Bewusstsein. Das wäre der günstige Zustand, den es anzustreben gilt. In solch einem Zustand sind wir wach, konzentriert und gelassen, also weder tiefenentspannt noch gestresst überangespannt. Es fühlt sich gut an, in diesem Zustand zu verweilen.

Aber warum ist das Verweilen darin so instabil und flüchtig? Die Antwort darauf finden wir ebenfalls in der ersten Abbildung.

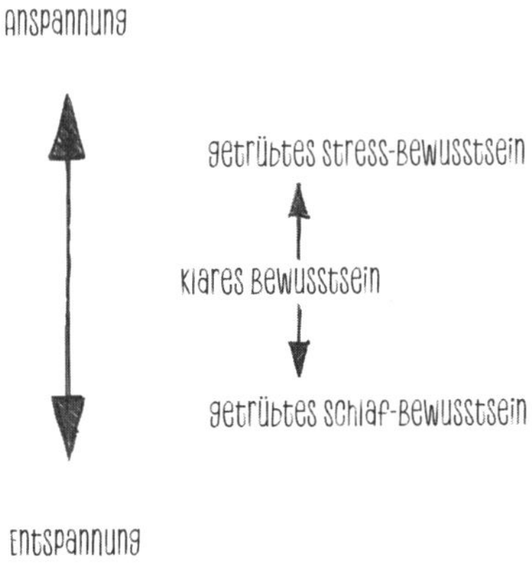

Abb. 1: Die Auswirkungen von Anspannung und Entspannung auf den Geist

Auf der einen Seite zieht uns die Anspannung weg aus dem klaren Bewusstsein und hin zum getrübten Stress-Bewusstsein. Zeitdruck, eine rote Ampel, eine Provokation, eine Missachtung, schwere und leichtere Katastrophen, zahllose alltägliche Herausforderungen erzeugen in uns Spannungen. Diese sind messbar, dabei handelt es sich um neurochemische Erregungsmuster in unserem gesamten Nervensystem. Natürlich finden wir besondere Spannungsqualitäten im zentralen Nervensystem, im Gehirn, aber auch im peripheren Nervensystem, das unseren gesamten Körper durchzieht, gibt es diese Spannungen. Wenn unser Nervenapparat Spannungen aufnimmt, verändern sich unsere geistigen Tätigkeiten. Wie schon erwähnt, trübt sich dann unser Geist ein. Wir verlieren die Fähigkeit, besonnen zu reagieren. In einem solchen Zustand greifen Menschen meist auf tiefer angelegte beziehungsweise erlernte und oft wiederholte alte Muster zurück. Dabei entsteht meistens nichts Gutes.

Auf der anderen Seite zieht uns die Entspannung in ein getrübtes Schlaf-Bewusstsein. Wenn sich Menschen entspannen, kommt sehr schnell zuerst das Gähnen und dann das Wegdämmern. Wenn wir uns zurücklegen, will sich eben auch unser Geist zurücklegen. An späterer Stelle wird das Konzept „Körperhaltung = Geisteshaltung" und „Geisteshaltung = Körperhaltung" noch vertiefend erläutert.

Aus dem eben Dargestellten können wir die folgenden Sachverhalte ableiten:

Entspannung will das Bewusstsein zu sehr entspannen.

Anspannung will das Bewusstsein zu sehr anspannen.

Diese beiden Aussagen wirken zunächst sehr simpel, fast schon banal. Alles, was einigermaßen logisch klingt, liest sich flüssig; wir gehen zum nächsten Sachverhalt über und haben es schon bald wieder vergessen. Die beiden genannten Sachverhalte sind jedoch von derart fundamentaler Bedeutung, sodass wir gerne noch etwas bei diesem Thema verweilen möchten.

Entspannung will das Bewusstsein zu sehr entspannen

Wenn Sie mal einen Entspannungskurs besucht haben, werden Sie bestimmt festgestellt haben, dass dort immer wieder Teilnehmer sehr schnell einschlafen. Wenn wir unserem Organismus vermitteln, dass jetzt Entspannung angesagt ist, scheint unser Geist möglichst schnell „alle Lichter ausschalten" zu wollen. Das ist womöglich einer der Gründe, warum viele Menschen in Entspannungszeiten nach neuen Reizen suchen. Kaffee und Nikotin werden ebenso konsumiert wie Actionfilme oder anderes, was wach hält. Einfach nur mal in der Ruhe zu verweilen und dabei einen klaren und bewussten Geisteszustand zu erhalten ist etwas, das wir als Kinder noch konnten, aber im späteren Leben verlernt haben. Dabei empfinden wir heute Situationen bereits als entspannend, bloß weil kein weiterer Reizzufluss stattfindet. Oftmals fehlinterpretieren wir solche wertvollen Momente sogar als langweilig. Der westliche Mensch scheint mit Ruhe nicht gut klarzukommen, denn sie suggeriert Ineffektivität. Es ist mittlerweile zur Normalität geworden, wenig Zeit zu haben und immer etwas gestresst zu sein; das Ausmaß davon ist ein Seismograph für die Wichtigkeit der betreffenden Person im Subsystem. Kehrt dennoch in kurzen Phasen Ruhe ein, wird unser an Reize gewöhnter Geist wieder unruhig und beginnt in solchen Situationen gerne damit, nach weiteren Aufgaben zu suchen. Oder aber er „unterhält" uns mit schier unendlichen Strömen von Gedanken: sogenannter „Datenmüll", der durch unseren Geist schwebt.

Entspannung führt also entweder zu einem starken Abfall von geistigen Qualitäten oder aber sie erzeugt eine angespannte Suche nach dem nächsten Reiz.

Anspannung will das Bewusstsein zu sehr anspannen

Eine gewisse Grundspannung des Körpers ist unerlässlich, sie hält den Körper aufrecht und ist bei Aktivität immer da. Stärkere Anspannungen sind auch noch kein Problem, wenn sie bei kurzfristigen Anstrengungen helfen oder wir in der Lage sind, mit ihnen konstruktiv umzugehen. Dies bedeutet zum Beispiel, sie zunächst wahrzunehmen und durch geeignete Strategien umzuwandeln, um wieder entspannen zu können. Bei konstanten körperlichen, psychischen oder sozialen Belastungen steigt die innere Anspannung jedoch bis ins Schmerzhafte, was nachweißlich gesundheitsschädlich ist.

Selbst wenn uns aber in einer solchen Situation jemand rät: „Bleib locker", dann entsteht meist noch mehr (messbare) Anspannung. Interessant daran ist vor allem, dass wir dann einen unangehmen Zustand noch verteidigen: „Wie? Locker? ... ich habe doch allen Grund, angespannt zu sein."

Gestresst zu sein ist darüber hinaus sogar Trend. Wer nicht gestresst ist, hat zu wenig zu tun und büßt als Mitglied der Gesellschaft an Bedeutung ein.

Selbst wenn wir relativ entspannt in den Tag gehen, braucht es nicht mal eine drastische Stresssituation, um uns in Aufruhr zu versetzen. Oft reichen Kleinigkeiten schon aus, unvorhergesehene kleine Dinge, die dazu führen, dass wir in unseren Gewohnheitsmustern gestört werden.

Wie eine Versuchslaborratte, die ihr Labyrinth gut kennt, die weiß, an welchen Stellen sie Futter findet, so scheinen auch wir unsere gewohnten Wege und Abläufe zu mögen. Aber die Anlässe, die unsere täglichen Routinen stören können, sind schier unzählig. Ständig taumeln wir von einer Angespanntheit in die nächste. Das Gefühl, durch Alltäglichkeiten gestört zu werden, ist bei vielen Menschen sehr stark geworden. Sie haben dann den Eindruck, dass es eben nicht die Alltäglichkeiten sind, die nerven, sondern dass es Fehler sind. Irgendetwas läuft schief und wir bekommen es zu spüren. Das erzeugt zwangsläufig hohe Spannungsmuster und trübt unseren Geist erheblich ein.

Sicherlich kennen Sie die Haltung, dass „man" sich möglichst immer zu beruhigen hat. „Bleib cool", lautet eine Devise. Aber wie sollen wir ruhig bleiben, wenn wir schwierige Dinge erleben und dies in uns ein „Gewitter" auslöst? Tatsächlich geht es gar nicht darum, immer gelassen zu bleiben. Dies wäre ein unrealistischer und sogar unmenschlicher Vorsatz. Wenn etwas Bedeutsames passiert, wirkt sich dies auf allen Ebenen unseres Seins aus. Die Lösung liegt eher in der Mitte. Wie uns die Abbildung 1 bereits zeigen konnte, arbeitet unser Bewusstsein am klarsten mit einer mittleren Anspannung.

Es geht also weniger darum, entspannt zu sein oder zu bleiben.

Es geht vielmehr darum, bewusst zu bleiben.
Für die Stabilisierung unseres Bewusstseins ist es hilfreich, wenn wir nicht mehr ständig zwischen den Polen der zu hohen Anspannung und der zu tiefen Entspannung hin- und hergerissen werden.

Auf dieser Grundlage haben wir nachfolgend ein Konzept entwickelt, mit dem Sie leichter in einer bewussten Mitte verweilen können: nämlich durch das doppelte Motto *„Entspannung" in der Anspannung* und *„Anspannung" in der Entspannung.* Das betrachten wir nun etwas genauer.

„Entspannung" in der Anspannung

Dieser Appell ist einer der grundlegenden Leitsätze, die wir seit vielen Jahren in unserer psychologischen Arbeit vermitteln. Dabei stellen die beiden Begriffe keinen Widerspruch dar.

Für das richtige Verständnis ist es hilfreich, eine passende Einsicht von der Entspannung zu entwickeln. Assoziativ verknüpfen wir mit dem Begriff Entspannung schnell Vorstellungen vom Dahindösen oder „Abschalten". Die hier gemeinte Entspannung meint jedoch genau das Gegenteil, nämlich eine Entspannung aus zu hoher Anspannung, aber keine Tiefenentspannung.

Wenn wir aus den Stressanspannungen herauskommen, indem wir etwas lockerlassen und entspannen, dann fallen wir nicht gleich ins Entspannungskoma, sondern bleiben in einer ruhigen, dabei aber sehr klaren und bewussten Geistesverfassung. Dieser Weg soll dazu führen, dass unsere innere Aufregung sich vermindern kann, sodass ein Zustand des klaren Geistes entsteht. Ein aufgewühlter oder trüber Geisteszustand wird durch körperliche Entspannung wieder zur Klarheit geführt.

Wie beispielsweise eine neue Sportart muss auch diese Geisteshaltung intensiv trainiert werden, bevor ein heilsames Niveau erreicht wird und ins tägliche Leben integriert wird. Nur was wir bereits relativ gut können, kann im „Ernstfall" angewendet werden und bereitet dann auch Vergnügen. Dabei ist der eigene Körper für uns ein perfekter Lehrmeister. Damit Entspannung in der Anspannung als Leitsatz möglichst ganzheitlich verstanden und verinnerlicht werden kann, nutzen wir einfache, doch umso effektivere Körperübungen (die wir in Kapitel 4 noch genauer vorstellen werden).

Ohne die hier beschriebene Entspannung gibt es keinen Frieden, kein Glück und auch keine Gesundheit. Sie ist Quelle für schöpferisches Denken. Wir müssen die Entspannung wieder erlernen und sie bewusst einige Minuten am Tag üben, sodass wir dazu fähig werden, auf anspannende Situationen entspannter und dann bewusster zu reagieren. Der Körper wird dabei zunächst zur äußerlichen Ruhe geführt und fühlt sich schwer und warm an. Dabei hilft es, die einzelnen Körperregionen in Gedanken bewusst anzusteuern und sich selbst zu sagen: „Ich lasse los." Geben sie das Gewicht des Körpers an die Schwerkraft ab. Der Muskeltonus kann sich somit sehr schnell reduzieren. Der Geist bleibt dabei präsent und schweift nicht in tiefere unbewusste Bewusstseinszustände ab. Auf diese Weise entsteht dann auch innerliche Ruhe.

Generell verhilft unser Körper uns zu einem intensiven Zugang zu dieser Thematik. Das funktioniert deshalb so gut, weil unser Körper bereits die Fähigkeit besitzt, gleichzeitig entspannt und angespannt zu sein. Beim aufrechten Sitzen beispielsweise ist der Rücken ganz automatisch *angespannt*, sonst könnten wir nicht gerade sitzen. Gleichzeitig können wir bewusst die Bauchmuskulatur *entspannen*, um tief in den Bauch zu atmen. Für diesen Vorgang benötigen Sie gar kein besonderes Training. Das können Sie selbst genau jetzt überprüfen. Setzen Sie sich gerne für einen Augenblick einmal gerade hin und legen Sie eine Hand auf Ihren unteren Rücken. Sie werden dort angespannte lange Muskelstränge spüren, die parallel zu Ihrer Wirbelsäule verlaufen. Nun können Sie die andere Hand auf Ihren Bauch legen. Atmen Sie tief und ruhig ein, sodass sich Ihr Bauch sowie die Hand nach vorne bewegen. Lassen Sie die Bauchmuskeln bewußt locker. Nun sind Sie also gleichzeitig angespannt (Rücken) und entspannt (Bauchregion).

Dieses ganz normale Phänomen möchten wir in einem zweiten Schritt von der körperlichen Ebene auf die geistige übertragen. Es gilt nun, dieses Mantra *Entspannung in der Anspannung* zu vertiefen. Eine nur geistige Herangehensweise würde auf der Ebene der guten Vorsätze verpuffen. „Ich sollte immer entspannt bleiben..." wäre hierfür ein ungutes Beispiel. Es ist wesentlich wirkungsvoller, die gewünschten Inhalte und Ziele tiefer in uns zu verinnerlichen. Die Vertiefung für den Geist erfolgt dann in den Kapiteln 4 und 5.

Nun aber zurück zum eigenen Körper. Da die Anspannung uns zu sehr einzutrüben versucht, ist es wichtig, in solchen Situationen etwas mehr zu entspannen, also „Entspannung" in der Anspannung zu üben. Die Entspannung steht hier allerdings in Anführungszeichen, weil es dabei nicht, wie eben schon erwähnt, um eine Liegestuhlentspannung, sondern um eine wache und konzentrierte innere Ruhe geht. Es hat sich als effektiv erwiesen, wenn dieser Leitsatz *Entspannung in der Anspannung* eine Art Alltagsmantra wird. Sagen Sie sich selbst so oft es geht: *Entspannung in der Anspannung.*

- Termindruck im Job? *Entspannung in der Anspannung.*
- Der Hauschlüssel ist nicht zu finden?
- Man findet keinen Parkplatz?

- Im Job wird's anstrengend? Immer wieder *Entspannung in der Anspannung*

Atmen Sie durch und sagen Sie sich immer wieder: *Entspannung in der Anspannung.*

Dass wir in angespannten Situationen etwas „runterkommen" sollten, scheint doch sicherlich leicht nachvollziehbar zu sein. Wir bieten Ihnen aber nun ein weiteres Mantra an: Bitte spannen Sie sich in der Entspannung an!

„Anspannung" in der Entspannung

Da die Entspannung uns ebenso sehr einzutrüben versucht wie die Anspannung, ist es wichtig, sich in Entspannungssituationen etwas mehr anzuspannen. Die „Anspannung" steht deshalb in Anführungszeichen, weil es sich dabei um eine dosierte Spannungssteigerung handelt, die uns nicht in die erhöhte Anspannung, sondern wieder aus einer zu tiefen getrübt-entspannten Geistesverfassung in einen guten mittleren Bereich hineinführen soll.

Die naheliegende Frage lautet, wie wir diese ausgewogene Dosierung insbesondere im Alltag erreichen können. Auch der Beantwortung dieser Frage widmet sich dieses Buch. Wir möchten Ihnen hier keine neue Philosophie unterbreiten, sondern es geht uns vielmehr um ganz konkrete Maßnahmen. Darüber verrät der Buchtitel bereits eine Menge: *Körper.Bewusst.Sein.*

Die Idee dahinter ist, durch ein Mehr an *Bewusstsein* unser *Sein* in einer Weise zu verbessern, dass wir glücklicher und zufriedener leben können. Schließlich ist Unbewusstheit eine Hauptquelle für fast alle Probleme. Wir beginnen nicht damit, unseren Geist zu strapazieren, sondern wir nutzen die Weisheit und die Wirkungskraft, die unser eigener *Körper* auszuüben imstande ist. Deshalb heißt es auch *Körper.Bewusst.Sein.*

Natürlich möchten wir dieses Statement nicht wie ein Dogma in den Raum stellen, sondern laden Sie zu einem kleinen Selbstexperiment ein. Überprüfen Sie bitte für sich selbst, ob die folgenden Ausführungen wirkungsvoll sind oder eben auch nicht. Nach unserer Erfahrung sind sie es und dieses Wissen mit anderen zu teilen sehen wir als unsere Aufgabe an.

KAPITEL 3

Die ersten Schritte zur Veränderung

Es sollte bereits deutlich geworden sein, dass es in diesem Buch um einen Übungsweg geht, der weniger gefühlsbetont als vielmehr körperbetont ist. Natürlich könnten wir dabei versuchen, uns auch auf unsere Gefühle zu verlassen, doch leider werden diese immer wieder von Abneigungen und Begehrlichkeiten hin und her gewirbelt.

Intuitiv glauben wir, dass unsere Empfindungen immer richtig sind und diese möchten wir uns von niemandem wegnehmen lassen. Dadurch verfestigen sich ungute Verhaltensweisen und Verarbeitungsstrategien und können die ungesunde Anspannung nicht lösen.

Wir wollen mit diesem Buch auch dazu anregen, den eigenen Körper zu würdigen, denn wenn Körpersignale wahrgenommen und richtig interpretiert werden, lassen sich so manche Schwierigkeiten verhindern. Um jedoch Körpererfahrungen für die eigene Entwicklung nutzen zu können, ist es von zentraler Bedeutung, zuerst die Körperbewusstheit zu erhöhen. Dabei geht es nicht um eine Körperfixierung, sondern um einen körperbezogenen Bewusstseinsprozess. Dieser wirkt sich dann in einem zweiten Schritt auch geistig aus.

Ruhe zu bewahren, auch wenn es stressig wird, ist ein Phänomen, das erlernbar ist.

Hier ist eine Form der Ruhe gemeint, die uns geistige Klarheit und eine positive Haltung anzunehmen ermöglicht. Der Begriff Haltung meint dabei sowohl das äußere

Erscheinungsbild (Körperhaltung) als auch die innere Verfassung (Geisteshaltung). Dies ist im Übrigen nicht nur eigennützlich, sondern verschafft durch friedfertige Ausstrahlungseffekte eine positivere Richtung in unserem Nahraum und zuletzt auch in anderen Subsystemen der Gesellschaft, in der wir leben. Das sollte nicht unterschätzt werden und ist mehr als wünschenswert.

Körperbewusstsein – ein wissenschaftlicher Exkurs

Leider ist der Umgang mit dem eigenen Körper, gemeint ist die eigene Leiblichkeit, nicht im vornherein optimal vorprogrammiert, sondern mit einigen Schwierigkeiten behaftet. Denn das Naheliegende wird eher wenig beachtet, die eigene Leiblichkeit ist zu gewohnt, zu selbstverständlich, als dass der Körper Objekt bewusster Aufmerksamkeit und Auseinandersetzung wäre. Falls doch, wie bereits beschrieben wurde, dann eher im Zusammenhang mit körperlichen Schmerzerfahrungen, Einschränkungen beziehungsweise Attraktivitäts- und Leistungsoptimierungen und weniger als Vermittler für das aktuelle Erleben im Hier und Jetzt.

Mit dem Begriff Körperbewusstsein wird sehr Unterschiedliches verbunden.

Im Folgenden beziehen wir uns auf wissenschaftliche Erkenntnisse, um das Phänomen vertiefend zu betrachten: Denn die Auseinandersetzung mit dem eigenen Körper hat eine sehr lange westliche Tradition und ist mit unterschiedlichen Zielsetzungen und von verschiedenen Disziplinen und Forschungsrichtungen geführt worden, insbesondere von der Philosophie, Medizin, Psychologie, Psychotherapie, Soziologie, den Neurowissenschaften und Sportwissenschaften. So erklärt sich, warum es in diesem Zusammenhang zu einer Vielzahl von Definitionen gekommen ist, jeweils abhängig von dem eigenen Begriffsverständnis der Disziplin und Forschungsrichtung.

Der Strukturierungsversuch von dem Autor Bielefeld (siehe Anhang, Literatur unter 1), dessen Arbeit auf zahlreichen Ansätzen und Forschungsergebnissen fußt, ist nach wie vor aktuell (2, 11). Seine Beschreibungen haben unser eigenes Begriffsverständnis mitgeprägt. Bielefeld fasst Körperbewusstsein als psychische Repräsentation des Körpers oder seiner Teile im Bewusstsein des Individuums beziehungsweise die auf den Körper gerichtete Aufmerksamkeit zusammen. Dabei handelt es sich um eine spezifische Art der Körpererfahrung, die sich im Körperbild manifestiert und somit im psychologischen Teilbereich, der alle emotional-affektiven Aspekte des eigenen Körpers umfasst. Wie das Körperbild konstruiert und akzeptiert, wie der eigene Körper beachtet beziehungsweise mit ihm umgegangen wird, trägt wesentlich zum körperlichen Wohlbefinden und zur psychosomatischen Gesundheit bei. Personen mit starkem Körperbewusstsein messen ihren körperlichen Empfindungen hohe Bedeutung zu. Personen mit wenig ausgeprägtem Körperbewusstsein widmen ihre Aufmerksamkeit verstärkt ihrer Umgebung (1).

Als Erweiterung der beschriebenen Definition wollen wir das Konzept der Achtsamkeit hinzufügen (6, 7). Wenn wir etwas wahrnehmen, schleichen sich sofort Bewertungen ein, die einem konstruktiven Umgang mit dem Körper oft im Wege stehen.

So findet unserer Ansicht nach bei achtsamer Körperbewusstheit mein aktiver körperbezogener Beobachtungsprozess statt, wobei die Aufmerksamkeit absichtsvoll und akzeptierend, nicht wertend und auf das bewusste Erleben gerichtet ist. Mit „Akzeptanz“ ist eine psychische Haltung gemeint, die Ereignisse oder Situationen aktiv und offen aufnimmt (12). Körperbewusstheit als zentraler Teilbereich der Achtsamkeit stellt sich erst ein, wenn auch Gefühle und Kognitionen zur Ruhe gebracht werden und der Geist geklärt wird (6). Konkret bedeutet das, dass wir im Achtsamkeitsvorgang zuerst unseren Körper wertfrei wahrnehmen. Oft hilft dabei die Wahrnehmung der Atmung, um dieses Bewusstsein für eine Weile zu halten. Wenn wir bemerken, dass die Körperspannung dadurch zu einem guten Mittelmaß findet, wenden wir uns unseren Emotionen zu. Wir können wahrnehmen, was jetzt gerade da ist und wo es im Körper manifestiert wird. Als dritten und letzten Schritt prüfen wir unsere Gedanken. Zunächst werden sie beobachtet und dann wird die Interaktion mit möglichen Emotionen betrachtet, was sich dann wiederum körperbezogen auswirkt. Diese Methode wird Achtsame Selbststeuerung (ASST) genannt und als Achtsamkeitsprinzip ausführlich beschrieben (6).

Leider stehen der angestrebten heilsamen Körperbewusstheit in unserer westlichen Welt einige Hindernisse im Weg, auf die im Folgenden genauer eingegangen wird.

Die Symbolfunktion des Körpers

Der menschliche Körper dient auch der sozialen Kommunikation. Man spricht hier von „Ver-Körperlichung" gesellschaftlicher Verhältnisse. Bewegungsformen gelten neben Ernährung und Körperhygiene als Formen des Umgangs mit dem Körper, die ihre Zugehörigkeit zu sozialen und kulturellen Systemen vermitteln. Der eigene Körper wird zu einem bevorzugten schichtspezifischen Darstellungsmittel (3). Zusätzlich wird die Körperaufmerksamkeit durch die Variable Geschlecht moderiert. Mädchen und Frauen sind aufmerksamer ihren Körperempfindungen gegenüber, sie achten zum Beispiel stärker auf ihre Gesundheit und auf ihr Aussehen als Männer. Zwar gilt für beide Geschlechter das Motto: Jung, attraktiv, schlank, dynamisch, fit. Allerdings betrifft es den weiblichen Körper stärker, da Frauen dem Schönheitsideal deutlicher unterliegen. Dies ist unter anderem erkennbar an den nach wie vor höheren Investitionen von Frauen in Kosmetik, Frisur, Schönheitsoperationen etc. (12)

Das Problem der Körperdistanzierung

In westlichen Gesellschaften kommt es zudem zu einer „Entkörperlichung" des Individuums, das heißt, der Körper wird abstrahiert, instrumentalisiert und gesellschaftlich kontrolliert. Erst der Abstand zum eigenen Körper schafft die Möglichkeit, den Körper zu erleben, zu gestalten, zu beherrschen und einzusetzen.

Bedingt durch Folgen der Industrialisierung und durch Folgen des menschlichen Bestrebens, die Natur und die Umwelt zu beherrschen, zum Beispiel durch die Entwicklung technischer Hilfsmittel, haben sich körperrelevante Veränderungsprozesse eingestellt. Durch psychische und soziale Kosten des Fortschritts sind spezifische Phänomene wie beispielsweise Bewegungsmangelerscheinungen entstanden. Die psychischen, sozialen und materiellen Kosten der Körperdistanzierung werden zum Beispiel in den klassischen Zivilisationskrankheiten sichtbar. Elias (5) beschreibt den Prozess der Zivilisation unter anderem durch das Vorrücken der Scham- und Peinlichkeitsschwellen, was die These der Körperdistanzierung stützt. Charakteristisch ist, dass sich die Körperentfremdung in Formen der Körperablehnung zeigt, wie zum Beispiel das Ekelgefühl, das bei Körperausscheidungen entsteht.

Darüber hinaus sind durch technische Fortschritte neue Möglichkeiten entstanden, auf den menschlichen Körper Einfluss zu nehmen. Die technischen Möglichkeiten beziehen sich dabei auf die Leistungsfähigkeit, das Aussehen und die Konstitution des Körpers. Für die breite Bevölkerung werden heute unter anderem Organverpflanzung, Schönheitsoperationen, Tätowierungen, Piercing oder Bodybuilding möglich. Dadurch hat sich die Funktion des Körpers verändert. Er gilt nun nicht mehr als die letzte solide Grundlage zum Aufbau der Identität, da er veränderbar und modellierbar geworden ist (12). Dadurch entsteht eine Ambivalenz zwischen Körperfixierung und Entkörperlichung, die einen negativen Umgang mit dem eigenen Körper nach sich ziehen kann.

Unser Körper als Lehrmeister

Parallel zu den Phänomenen der Körperdistanzierung und Körperfixierung findet durch die zunehmende Individualisierung innerhalb westlicher Gesellschaften eine Tendenz zur Körperthematisierung statt. In einer immer mehr entsinnlichten Gesellschaft kann der eigene Körper durch seine „Natürlichkeit" Sinn stiften. Es entsteht somit eine „Rückbesinnung" auf diejenige Instanz, die permanente Gegenwart darstellt. Unser Geist wandert gerne in die Vergangenheit und die Zukunft, doch unser Körper ist und bleibt immer in der Gegenwart. Die Bewusstseinslenkung auf unseren Körper hilft uns also dabei, mehr im Hier und Jetzt zu bleiben.

Mit dieser Rückbesinnung kann der Ambivalenzkonflikt zwischen den beschriebenen Phänomenen der Körperfixierung und Körperentfremdung überwunden werden. Erhöhtes Körperbewusstsein schafft positive Bezüge jenseits von fraglichen Idealen und hilft dabei, gewohnte Muster zu durchbrechen. Ideale und Gewohnheitsmuster sind sehr mit unseren geistigen Tätigkeiten verbunden. Wenn wir lernen, unseren Körper achtsam zu lockern, können sich zugleich auch emotionale oder geistige Verhärtungen lösen.

Der Fokus auf den Körper soll natürlich jedoch nicht den übertriebenen Körperkult unterstützen. Ein hilfreiches Motto wäre hier wieder der Mittlere Weg: Ich habe einen Körper, aber ich bin nicht mein Körper.

Um Bewusstsein herzustellen, kann der eigene Körper wunderbar als Hilfsmittel dienen. Indem ich meinen Körper bewusst wahrnehme, meine Aufmerksamkeit wohlwollend auf ihn richte, Bewertungsmuster lockere, Körperbewegungen mit langsamer Atmung kombiniere, fokussiere ich mein Bewusstsein und bin ganz automatisch präsent. Dabei kann sich dann das Nervensystem ausbalancieren und der gesamte Organismus kann in eine adäquate bewusste und klare Ruhe geführt werden. Diese Vorgänge sind als Methode der Achtsamen Selbststeuerung (ASST) mittlerweile gut erprobt und abgesichert.

Meistens ist der Verstand mit sehr vielen Gedanken beschäftigt, die sich auf Belangloses, Zweifel, Begehrlichkeiten, Abneigungen, Zukünftiges oder Vergangenes beziehen. Es entsteht mitunter eine ständige Flut von Bewertungen, wie zum Beispiel: „Das mag ich" oder „Das mag ich nicht", oder anderen Ich-Impulsen wie: „Ich möchte", „Ich will", „Ich brauche", „Ich hätte gern" etc. Meistens sind wir uns aufgrund dieser Gedankenströme des gegenwärtigen Augenblicks nicht bewusst. Ohne diese Bewusstheit jedoch läuft das Leben wie ein Film an uns vorbei, alles in gewohnten Bahnen, ganz automatisch. Und wir selbst haben kaum etwas davon mitbekommen.

Übrigens schleichen sich selbst in scheinbar heilsame Aktivitäten ungute Umgangsweisen mit dem Körper ein. So haben etliche Meditationsrichtungen mit Körpersensibilität nichts im Sinn. Dort wird durch lange Meditationspraxis versucht, den Körper „auszuschalten". Schmerzreize sollen nur wahrgenommen werden, während der Körper absolut nicht bewegt, gelockert, entlastet werden darf. Interessanterweise ist bei manchen aktuellen Bewegungsformen auch genau das Gegenteil zu beobachten, wie zum Beispiel in einigen Sportarten oder sehr dynamischen Yogaformen. Dort wird der Körper als Mittel zum Zweck fixiert und instrumentalisiert, um besonders leistungsfähig, akrobatisch, stark oder dehnfähig zu werden.

Yoga ist dann nicht mehr das, was es im Ursprung sein möchte, nämlich eine intensive Geistesschulung und spirituelle Erfahrungsmöglichkeit, sondern eine angesagte Sportmethode, die ausschließlich auf der Yogamatte stattfindet, um einen schlanken, leistungsstarken Körper hervorzubringen.

Eine Unterscheidungskraft für Heilsames beziehungsweise Unheilsames zu entwickeln ist keine einfache Aufgabe. Um zu erkennen, was wirklich gut ist für den eigenen Körper, was ihn nährt und stärkt, was ihn zur Ruhe bringt, das benötigt, so unsere feste Überzeugung, eine achtsame Bewusstheit.

Wir sind zu sehr beeinflusst von gesellschaftlichen Normen der Leistungs- und Optimierungsideen. Erst bei einer Beeinträchtigung des Körpers, wie zum Beispiel bei Verletzungen, Erkrankung oder den Auswirkungen des Älterwerdens, wird der eigene Körper bewusster wahrgenommen. Das ist fatal, denn dies zieht zunächst ausschließlich negative körperbezogene Erfahrungen nach sich. Wenn in diesem Modus der Körper Aufmerksamkeit erhält, dann findet das meistens unter dem Gesichtspunkt einer strengen Qualitätskontrolle statt (wie zum Beispiel eine Falte hier, ein Fettröllchen da ...).

Positive Bezüge können nur durch achtsam-bewusste, kraftvolle, entspannte integrierende, akzeptierende Impulse gesammelt werden, so unsere Hypothese. Dafür sind keine komplizierten körperbezogenen Anstrengungen oder eben die Ignorierung des Körpers zielführend.

Wir sind der Auffassung, dass durch sehr einfache achtsame Übungen, kombiniert mit langsamer bewusster Atmung, die wenig Dehnfähigkeit, Kraft und Schnelligkeit erfordern, wertvolle Körpererfahrungen für alle Interessierten gewonnen werden können. Es geht nämlich absolut nicht darum, sich möglichst weit dehnen zu können, sondern sich möglichst intensiv bewusst zu sein, was jetzt gerade ist. Dieses Wahrnehmen, ohne die üblichen Gedankenströme oder Bewertungsgewohnheiten, die bewusste Atmung, die eintretende ruhige Klarheit führen zu einer intensiven Selbsterfahrung. Dieser Aspekt ist von entscheidender Bedeutung. Die Botschaften werden eben nicht nur rational vermittelt, sondern über eigene sinnliche (Körper-) Erfahrungen spürbar und erlebbar gemacht.

Mittlerweile sind einige interessante Studienergebnisse erschienen, die unsere Thesen stützen können (9). Eine Langzeitstudie zeigt, dass ein Körperbewusstseinstraining die Lebensqualität sowie die Selbstregulation erhöht und den Umgang mit Stress sowie mit chronischen psychosomatischen Symptomen signifikant verbessern kann. Studien belegen auch, dass Körperbewusstheit gegen Depression und Ängste wirksam ist (4, 8).

Der neurowissenschaftliche Zugang zur Körperebene

Wie bereits beschrieben, ist der Kontakt zum eigenen Körper oft wenig ausgeprägt und zudem als ambivalent zu bezeichnen. Ihm wird, worauf ebenfalls schon hingewiesen wurde, viel zugemutet.

Nun schauen wir uns unsere Innenschau physiologisch etwas genauer an. Jede Wahrnehmung, auch die Fähigkeit zur Introspektion, wird natürlich nervlich gesteuert. So existiert, wie bereits in Kapitel 1 angedeutet, in unserem Großhirn ein Areal, die sogenannte *Insula*, die im oberen Teil des Gehirns angesiedelt und für die Selbstwahrnehmung zuständig ist.

Dauerstress führt dazu, dass diese Struktur beschädigt wird. Wenn das geschieht, leidet unsere Introspektionsfähigkeit. Wir verlieren den Kontakt zu uns selbst. Wenn Sie einen dauergestressten Menschen danach fragen, wie es ihm geht, werden Sie bestimmt recht oft eine ziemlich unspezifische Antwort bekommen so wie: „Geht so", oder: „Muss ja." Das ist kein Zeichen für „Mundfaulheit", sondern könnte tatsächlich ein Indiz für den Verlust des Kontaktes zu sich selbst sein.

Auch unter diesem Gesichtspunkt sind sanfte Körperübungen, bei denen wir wieder den Kontakt zu uns selbst herstellen, äußerst heilsam. Denn die Insula baut sich zwar unter Dauerstress schnell ab, sie kann sich aber durch entsprechende körperbezogene Ruheübungen wieder aufbauen.

Daraus lässt sich folgender Übungsvorschlag ableiten: Unterbrechen Sie Ihren Alltag immer mal wieder, atmen Sie bewusst einige Male langsam ein und aus und prüfen Sie zum Beispiel, wie hoch jetzt gerade Ihr innerer Stresspegel ist und wie sich das im Körper wirklich anfühlt. So stärken Sie Ihre Insula und Ihre Selbstwahrnehmungs- und dann auch Ihre Selbststeuerungskompetenzen.

In unserem Nervensystem gibt es einige Areale, die unseren Körper regulieren. Eine sehr zentrale Steuerungseinheit ist das vegetative Nervensystem (VNS). Es ist unser innerer Motor, der darüber entscheidet, ob unser gesamter Organismus (Körper und Geist) entweder positiv aktiviert oder negativ gestresst, positiv entspannt oder negativ antriebslos ist. Ohne bewusste Aufmerksamkeit arbeitet das VNS autonom beziehungsweise reaktiv. Wir nehmen zum

Beispiel einen Reiz wahr und schon erleben wir innerlich einen Energiewandel hin zu mehr Anspannung oder zu mehr Energiemangel. Dieser Sachverhalt manipuliert uns und unser Leben in maximaler Weise. Wir leiden oft darunter, haben aber keine Idee für ein Gegenmittel und nehmen diesen Automatismus einfach so hin.

Unser Nervensystem, insbesondere das zentrale Nervensystem (das Gehirn), reagiert permanent auf alle angebotenen Reize. Durch Wiederholungen bilden sich entsprechende neuronale Verbindungen im Gehirn. Unser Gehirn ist ein Spiegel unseres Lebens. Wenn wir ein ödes, leeres Leben führen, dann schalten sich im Gehirn immer mehr Bereiche aus, auch dort wird es öde und leer. Ein aktives, interessiertes Leben erzeugt ein ebensolches Gehirn, wie ein dauergestresstes Leben auch eine neurologische Überlastung festlegt. Wir werden also zu dem, was wir regelmäßig tun. Was sind Ihre Gewohnheiten? Möchten Sie, dass sich Ihr Gehirn immer weiter in diese Richtung verändert?

Womöglich spüren Sie oft einen scheinbar gerechten Zorn, wenn Sie die Verhältnisse auf diesem Planeten verfolgen. Vielleicht ist es aber eher Angst und Sorge oder sogar Trauer? Egal, welche Empfindung und welche Gedanken Sie hegen, die regelmäßige Aktivierung wird bei Ihnen nach und nach diese Empfindung festigen und dadurch eine Eigendynamik schaffen.

Wenn Sie sich regelmäßig ärgern, stärken Sie innerlich Ihren Kampfhund. Sie werden ein Kampfhund. Wenn Sie regelmäßig Angst oder Trauer in sich freien Lauf lassen, stärken Sie innerlich Ihren Angsthasen oder Trauerkloß. Sie werden ein Angsthase oder Trauerkloß. Praktizieren Sie dagegen regelmäßig achtsame Meditation, dann wird der innere Gelassene gestärkt. So einfach ist es und diese Erkenntnis lässt sich mittlerweile neurowissenschaftlich belegen (13).

Daher möchten wir mit diesem Buch dazu anregen, die eigenen Gewohnheiten, die eigene Entwicklung, die eigene Persönlichkeit bewusster zu steuern. Ansatzpunkt ist zunächst der eigene Körper und hierbei ist die Atmung von zentraler Bedeutung. Darum soll es in den nächsten Abschnitten gehen.

Die Atmung

Die Atmung verbindet uns unmittelbar mit der Umwelt. Wir atmen Gase ein, die zuvor von natürlicher und künstlicher Umwelt erzeugt wurden. Wir atmen sauerstoffhaltige Luft ein, verstoffwechseln den Sauerstoff zu Kohlendioxid und atmen dann ein Gasgemisch wieder aus. Damit verändern wir unseren Lebensbereich. Unsere Atmung passt sich in der Regel unseren Tätigkeiten an. Wenn wir uns anstrengen, wird sie schneller; entspannen wir uns, wird auch die Atmung ruhiger. Daher können wir an der Atmung gut den eigenen und den Zustand anderer Menschen erkennen. Sie können das gerne selbst überprüfen.

Die Atemprüfung

Richten Sie nun Ihre Aufmerksamkeit auf Ihren Atmungsvorgang. Versuchen Sie aber nicht sofort, die Atmung zu verändern, sondern gehen Sie im ersten Schritt in die Beobachterrolle. Prüfen Sie nun genau, wie Sie gerade atmen. Fließt die Atmung tief in Sie hinein? Bis in die Bauchregion? Oder hebt sich beim Atmen eher der Brustkorb als der Bauch? Atmen Sie eher im schnellen Wechsel oder eher vertieft und langsam? Beobachten Sie das einfach eine Weile, ohne den Atem bewusst zu steuern. Lockern Sie Ihre Schultern, lockern Sie Ihre Gesichtsmuskeln und geben Sie sich etwas Zeit.

Wenn Ihre Atmung eher schnell erfolgt und den oberen Brustbereich einnimmt, ist das ein Indiz für innere Anspannung. Das kann zum Beispiel durch Belastungen begründet sein, aber auch durch positive Spannungen wie Herausforderungen entstehen.

Wenn Ihre Atmung eher tiefer und langsam in den Bauchbereich fließen kann, ist das ein Indiz für eine relativ entspannte innere Verfassung.

Unsere Anregung lautet, die Atmung genau auf die hier beschriebene Weise häufig im Laufe des Tages zu prüfen. Dafür brauchen Sie nicht viel Zeit. Halten Sie einfach immer mal wieder kurz inne, lenken Sie Ihre Aufmerksamkeit nach innen und richten sie auf die Atmung. Wenn Sie durch diese einfache Praxis spüren, wie Ihre innere Verfassung ist, haben Sie viel bessere Chancen zur Gegenregulation.

Wenn Sie für sich diesen Zugang finden, werden Sie wahrscheinlich auch sensibel werden für die Atmung Ihrer Mitmenschen. Sie erkennen dann deren Verfassung schneller und sicherer und können sie folglich besser einschätzen.

Wie wir unsere Atmung bewusst steuern können

Ohne gezieltes Geistestraining reagieren wir sehr direkt auf unsere Umwelt und diese Reaktion setzt sich bis in die tieferen inneren Strukturen fort. Wenn wir uns entspannen, wird unsere Atmung natürlich auch entspannter. Wenn wir gestresst sind, verändert sich auch unsere Atmung in Richtung Anspannung. Dies führt dazu, dass der vollständige Gasaustausch nicht mehr stattfindet. Dasselbe geschieht allerdings auch, wenn wir abgelenkt und nicht mehr bewusst sind. Dieser Zustand ist leider in unserem Alltag fast durchgängig vorhanden, denn wir sind ständig mit vielen Dingen beschäftigt, wodurch die Aufmerksamkeit nach außen und nicht nach innen gerichtet ist.

Der Atem wird dann flach, wir atmen die verbrauchte Luft nicht mehr vollständig aus und daher sammelt sich

Kohlendioxid in der Lunge an. Die Folgen sind Übersäuerung und eine Unterversorgung der Körperzellen mit Sauerstoff. Es kommt nicht nur zu Erschöpfung und Müdigkeit, auch Nervosität und Gereiztheit (negative Gemütszustände) sowie Immunreduktionen, also ein Mangel an Widerstandskraft gegen Krankheiten resultieren daraus.

Wir werden oft nicht deshalb müde, weil wir etwas Anstrengendes oder Langweiliges getan haben, sondern weil unser Gasaustausch nicht so abläuft, wie es notwendig wäre. Das ist einer der Gründe, warum sehr viele Menschen sich entweder gestresst oder müde fühlen, eine bewusste, klare und wache Ruhe jedoch kaum noch erfahren. Zur Selbstregulierung werden leider oft unnötige Maßnahmen ergriffen, wie zum Beispiel ein hoher Kaffeekonsum, aber auch andere Stimulanzien, beispielsweise Medikamente, fühlen sich für viele Menschen hilfreich an.

Diese Gegenmaßnahmen wären jedoch oft überflüssig, wenn man stattdessen Atemtechniken einsetzt, die den beschriebenen Gasaustausch intensivieren können. Mit dem Atem können wir den Körper aktivieren oder beruhigen, aufputschen oder auch in einen tiefen Ruhezustand bringen.

Der Atem kann an einer Stelle unseres Nervensystems gesteuert werden, die es gewohnt ist, autonom, also ohne unser bewusstes Eingreifen, zu funktionieren.

Schließlich atmen wir meistens ohne bewusste Kontrolle ganz automatisch.

Atmen ist übrigens die einzige Körperfunktion, die sowohl unwillkürlich aber auch willentlich steuerbar ist. Daher besteht für uns die Möglichkeit, durch gezielte Atemübungen diese heilsame Form der Selbststeuerung für uns zu nutzen.

Bestimmte Körperaktivitäten sind natürlich immer mit bestimmten Nervenstimulationen verbunden. Wenn wir beispielsweise unsere linke Hand bewegen, sind im Motorikzentrum auf der rechten Gehirnhälfte Nervenareale aktiviert. Wenn wir dagegen eine ruhige Bauchatmung durchführen, wird dadurch das Ruhezentrum im vegetativen Nervensystem, der sogenannte Parasympathikus, aktiviert. Sobald wir den Parasympathikus aktivieren, führt das unsere Körpersysteme zur Ruhe, was bei Stresszuständen sehr wirkungsvoll ist. Wenn wir dagegen gestresst und angespannt atmen, dann ist diese Atmung ganz automatisch weniger eine Bauch- als vielmehr eine Brustatmung. Diese Variante steht im Zusammenhang mit unserem Aktivierungsareal im vegetativen Nervensystem, dem Sympathikus. Je nachdem, welches Hirnareal wir mit der Atmung aktivieren, können wir uns also mit einer bewussten und gezielten Atmung entweder beruhigen oder aktivieren. Da eine bewusste Atmung ein vollständiges Ausatmen mit sich bringt, reduzieren wir dadurch unseren Kohlendioxidpegel und erhöhen dadurch wiederum den Sauerstoffgehalt im Organismus.

Auf diese Weise erfahren wir bei der Aktivierungsvariante einen zusätzlichen Schub, fühlen uns bei der Entspannungsvariante aber nicht schläfrig, sondern wach und entspannt.

Beruhigende Atemtechniken wie die Bauchatmung stabilisieren das Säure-Basen-Gleichgewicht des Körpers und können den pH-Wert des Körpers aus der zumeist vorhandenen Übersäuerung in eine heilsame Balance führen. Dabei ist es von zentraler Bedeutung, die Atmung sowohl beim Ein- als auch beim Ausatmen zu verlängern. Sie können das jederzeit umsetzen. Atmen Sie ein und zählen Sie dabei langsam zum Beispiel bis 3 oder 4, je nachdem, wie weit Sie kommen; der Atemvorgang sollte jedoch fließend und leicht bleiben. Dann atmen Sie langsam aus und zählen wieder. Allerdings sollten Sie nun länger zählen als beim

Einatmen. Damit atmen Sie das Kohlendioxid möglichst komplett aus und erhöhen gleichzeitig den Sauerstoffpegel.

Sie können das Ausatmen intensivieren, indem Sie bei den Atemübungen Ihre Bauchdecke leicht nach innen ziehen. Wenn Sie den Vorgang kontrollieren wollen, dann legen Sie eine Hand auf den Bauch; so können Sie spüren, wie sich der Bauch hebt und senkt. Diese Atmung entspannt auf eine sehr angenehme Weise, weil – wie schon erwähnt – die Erhöhung des Sauerstoffpegels zu einem harmonisch-wachen Zustand führt. Sie können Ihre Atmung noch ein wenig mehr beruhigen, wenn Sie darauf achten, dass Sie immer durch die Nase ein- und wieder ausatmen. Die Nasenatmung verlangsamt die Atmung, während die Atmung durch den Mund sie beschleunigt.

Das Prinzip ist also recht einfach zu verinnerlichen: Die Bauchatmung bei achtsamer Handhabung stimuliert das Ruhezentrum, den Parasympathikus, im Gehirn und führt uns somit in die Ruhe. Die bewusst-aktive Brustatmung kann das Gegenteil bewirken. Wie schon kurz erwähnt, wird mit dieser Atemtechnik, bei der die Lungen intensiv und schnell gefüllt und geleert werden, der Sympathikus aktiviert.

Diese Intensivatmung sollte konzentriert und sensibel praktiziert werden, denn sie ist außerordentlich effektiv. Schon nach wenigen Atemzügen ist die Wirkung spürbar. Unsere Anregung, diese Variante möglichst achtsam und konzentriert durchzuführen, hat den Hintergrund, dass Sie genau hinspüren sollten, wie lange diese Atmung Sie angenehm aktiviert und ab wann sie zu einer Übererregung und dann auch zu Schwindelgefühlen führt. Beenden Sie diese Übung, wenn Schwindel entsteht; das Symptom wird nach kurzer Zeit vergehen. Praktizieren Sie zu Anfang nicht mehr als 6 bis 8 Atemzüge. Haben Sie mehr Übung darin, können Sie die Häufigkeit auf 10 bis 12 Atemzüge erhöhen.

Hindernisse bei der Atmung sind neben den mentalen Ablenkungen und Grübeleien oft einengende Kleidungsstücke, wie etwa Gürtel oder BH. Eine Empfehlung wäre hier, diese zu lockern, bevor Sie praktizieren. Häufig und schwerwiegender ist jedoch ein unbewusst dauerhaft angespannter Bauch. Dabei sind die Bauchmuskeln ständig im Einsatz, was bis zu Verkrampfung führen kann. Dies betrifft verstärkt Frauen, aber auch Männer, die permanent den Bauch einziehen, weil dies dem schlanken Schönheitsideal entspricht. Weitere Ursachen können Verdauungsprobleme, Stress oder verdrängte Emotionen sein.

Die Atmung sollte immer ohne zu forcieren und ohne hörbares Geräusch erfolgen. Es wird durch die Nase ein- und ausgeatmet. Die ideale Atmung ist zudem bequem, langsam, tief und leicht. Die Lunge sollte beim Ausatmen möglichst vollständig entleert werden, damit Reste verbrauchter Luft ausgeatmet werden. Je gründlicher ausgeatmet wird, umso mehr kann frische Luft eingeatmet werden. Vermeiden Sie bei den Atemtechniken Verspannungen von anderen Körperteilen, wie zum Beispiel dem Gesicht, Kiefer etc. Immer wieder am Tag sollte die bewusste Atmung praktiziert werden, am besten täglich zu festen Zeiten.

Wenn Sie das bewusste Atmen eine Weile üben, wird sich wie von allein eine tiefere Atmung einstellen. Sie können das etwas unterstützen, indem Sie nach einer Weile der bewussten Atembeobachtung nun beim Einatmen Ihren Bauch wölben und die Atemluft tief einfließen lassen. Sollte das nicht so leicht gehen, können Sie eine Hand auf den Bauch legen und *sanft* beim Ausatmen den Bauch nach Innen drücken. Dann lassen Sie los und die Atemluft strömt nun in den sich nach außen wölbenden Bauch.

Es handelt sich hier nicht um etwas, das ein Mensch eben kann oder nicht kann, sondern um eine einfache Technik, die erlernt werden kann. Sie haben in Ihrem Leben schon sehr viel Schwierigeres gelernt. Durch bewusste Atemkontrolle können Körper und Geist zur Ruhe geführt werden. Es lohnt sich somit, hier zu investieren und damit sogleich zu beginnen.

Die Weisheit unseres Körpers

Der eigene Körper braucht Raum und Zeit für Veränderungen. Dies kann nur durch gezieltes Üben beziehungsweise durch ein ganzheitliches Training von Bewegung, Atmung und Konzentration entstehen. Diese achtsamen Körper/Geist-Übungen werden nachfolgend in Kapitel 4 genauer beschrieben und angeleitet.

Bevor Sie die Übungen kennenlernen, möchten wir Sie mit weiteren Hintergrundinformationen versorgen.

Es hat einen sehr konkreten Hintergrund, warum wir Körperübungen zur Wissensvermittlung einsetzen. Natürlich gibt es viele Arten des Lernens, zum Beispiel die indirekte Art: Hier bekommen wir Dinge, die jemand anders herausgefunden hat, erklärt. Es ist ein rationaler Zugang. Das Gehörte oder Gelesene können Sie dann glauben oder auch nicht. In der Regel prägt sich aber die indirekte Form des Lernens nicht sehr tief ein.

Die direkte Form des Lernens funktioniert dagegen viel intensiver: Es betrifft Dinge, die Sie selbst am eigenen Leib erfahren. Eigene Erfahrungen gehören nachgewiesenermaßen zu den intensivsten Lernmöglichkeiten. Deshalb nutzen wir Körpererfahrungen, um die relevanten Informationen zu vermitteln.

Die im nachfolgenden Kapitel 4 vorgestellten Übungen, die wir in unseren Kursen anleiten, haben überhaupt nichts mit Sportleistungen wie zum Beispiel der Dehnfähigkeit, Kraft oder Ausdauer zu tun. Es geht somit nicht darum, die

Übungen möglichst exakt, häufig, schnell oder besonders schön beziehungsweise immer besser auszuführen. Das wäre, um es direkt zu sagen, komplett am Thema vorbei „gearbeitet". Was erreicht werden soll, ist, die Achtsamkeit und die Körperbewusstheit zu erhöhen; dann sieht jede Übung bei jedem relativ unterschiedlich aus und ist somit auch von außen nicht mehr beurteilbar.

Ein Indiz dafür, dass Sie auf dem richtigen Weg sind (und es gibt viele Wege nach Rom!), wäre, wenn sich während der Bewegung ein Gefühl der Ausdehnung, des Weitwerdens einstellt; dann nämlich ist der Achtsamkeitsmodus erreicht. Ohne Leistungs- oder Optimierungsdruck sollte mit sanfter Kraft geübt werden, also mit dem richtigen Maß an Anstrengung, denn dann folgt der Körper bereitwillig. Wichtig ist auch, auf Empfindungen des Körpers zu achten und Grenzen zu akzeptieren. Falls Bewegungen Schmerzen auslösen sollten, so ist das ein Warnsignal, das ernst genommen werden muss. Die Bewegungen sollten nur im schmerzfreien Bereich erfolgen.

Bevor eine Bewegung ausgeführt wird, muss die Konzentration auf der Atmung liegen. Erst dann wird die Bewegung ausgeführt und die Achtsamkeit bleibt auf den Atem gerichtet, der sich immer weiter ausdehnen darf. Wenn der Atem ab und zu verloren geht, so ist das normal; es handelt sich vielmehr um ein stetiges Wiederausrichten auf das Ein- und Ausatmen. Dadurch werden die Übungen ganz automatisch langsam und konzentriert durchgeführt. Erfolgt die Atmung gepresster, ist dies ein Anzeichen für eine zu intensiv durchgeführte Übung.

Körper und Geist bilden eine Einheit, funktionieren aber verschieden

Sie kennen bestimmt auch Situationen, in denen Sie erschöpft sind und Ihr Körper nach einer Ruhepause verlangt. Aber kaum haben Sie sich hingesetzt, bemerken Sie Antreiber-Gedanken, die Sie nicht zur Ruhe kommen lassen. Schließlich gibt es immer noch etwas zu erledigen. Unser Körper wird von unserem Geist also gewissermaßen regelmäßig vorangetrieben. Der Körper benötigt jedoch Pausen, wofür er Signale sendet. Der Geist ist dagegen oft ruhelos, womit viele von uns nur schwer umgehen können.

Interessanterweise erhalten Körper und Geist ihre Energie durch gegensätzliche Methoden: Unser Körper bekommt neben Nahrung und Atmung auch durch Bewegung seine Energie und Kraft. Wenn der Körper für längere Zeit zur Bewegungslosigkeit gezwungen wird, beispielsweise durch eine krankheitsbedingte Bettlägerigkeit oder auch partiell etwa durch einen Knochenbruch, baut unser Körper sehr schnell ab. Wir verlieren dann unter anderem Muskelmasse und Kondition.

Der Körper benötigt also Bewegung, um Energie aufzunehmen. Natürlich geht es auch hier wieder um sanfte adäquate Bewegungen, Extreme sind nicht gemeint.

Wenn es dem Körper mit der Bewegung reicht, dann sendet er Signale, die wir leider nur allzu oft nicht wahrnehmen können oder wollen. So verliert er dann wieder seine Kraft. Im Leistungssport ist dieses Phänomen gut untersucht worden, dort wird als Grund dafür dann Übertraining genannt.

Analog verhält es sich mit unserem Geist. Wird er stetig in Bewegung gehalten, ermüdet auch er. Anders als der Körper bekommt unser Geist jedoch nur durch Ruhe seine Kraft. Leider haben wir unseren Geist aber so sehr mit einem Dauerfeuer an Reizen überladen, dass es unserem Geist schwerfällt, überhaupt Ruhe auszuhalten. Sehr oft fehlinterpretieren wir Ruhe sogar als Langeweile! Mit fatalen Folgen:

Durch ständige Aktivität spaltet sich der Geist von seiner Energiequelle ab. Viele erleben Ruhemomente nur noch, wenn sie schlafen. Und selbst dann kann oft von einer wirklichen „Nacht-Ruhe" keine Rede sein. Unser Nervensystem ist derart dauererregt und die Aktivierungszentren im vegetativen Nervensystem sind so stark trainiert, dass sie nicht mehr „herunterfahren". Zudem möchte unser Verstand immer weiterarbeiten, sodass viele Menschen den harmonischen Wechsel zwischen Entspannung und Anspannung gar nicht mehr erleben.

Bei vielen Menschen kommt es zu einer Reduzierung von Bewusstseinszuständen. Sie erleben nicht mehr die Abstufungen zwischen starkem und schwachem Stress, von Beanspruchungen, angenehmen Belastungen und Herausforderungen, über entspannten und stärker entspannten Zuständen, hin zu Müdigkeit und Schläfrigkeit. Stattdessen wird das Stresserleben als stark empfunden, und wenn das nachlässt, erfolgt sofort eine starke Müdigkeit.

Dauergestresste Menschen schlafen schnell ein, wenn sie „zur Ruhe kommen". Die Anführungszeichen bedeuten hier, dass sich gar keine heilsame Ruhephase einstellt, sondern ein Schlaf, der eher unruhig und wenig erholsam ist. So wechseln die meisten Menschen lediglich zwischen aktiven und passiven Formen des Unbewussten.

Natürlich werden solche Zustände von den Betroffenen als unangenehm erlebt. Sie suchen nach einfachen schnellen Hilfen, wie zum Beispiel Alkohol, Nikotin, Medikamente oder andere Substanzen. Dieses problematische Bedürfnis wird von der Pharmaindustrie lukrativ bedient. Geschickt nutzt sie so die menschliche Trägheit. Eine Beruhigungspille oder andere Suchtmittel sind eben wesentlich einfacher zu konsumieren, als sich mit ursächlichen Themen auseinanderzusetzen und dann auch selbst aktiv zu werden und Gegenmaßnahmen zu trainieren.

Dabei sind die notwendigen Schritte wirklich schnell umzusetzen. Doch natürlich müssen Sie nicht unbedingt ein derartiges Problem haben, um von heilsamen Übungen zu profitieren. Neben der Linderung und Beseitigung von Symptomen steht auch das Thema der Potenzialentfaltung als Angebot ganz oben in unserem Programm.

Was uns stärkt

Die zugrunde liegende Dynamik der hier angebotenen Körper/Geist-Übungen kann gar nicht oft genug verdeutlicht werden: Sie steigern spürbar und messbar unsere Bewusstheit sowie die Selbststeuerungskompetenzen, denn wir lernen dadurch, uns zu beruhigen und zu aktivieren, wann und wo wir es benötigen. Selbststeuerung führt zu Erfahrungen von Selbstwirksamkeit. Dabei handelt es sich um ein grundlegendes Gefühl der Kompetenz, nämlich ob man sich selbst in bestimmten Situationen als handlungsfähig einschätzt.

Selbstwirksamkeit und Hilflosigkeit sind ein Gegensatzpaar. Kaum etwas anderes schwächt unsere psychische und psychosomatische Verfassung so sehr wie Hilflosigkeit. Kaum etwas anderes stärkt unsere psychische und psychosomatische Verfassung so sehr wie Erfahrungen von Selbstwirksamkeit. Die Stärkung unserer psychischen und psychosomatischen Verfassung ist immer das Fundament, auf dem wir alle weiteren Ressourcen aufbauen. Ist die psychische und psychosomatische Verfassung geschwächt, werden alle Bemühungen für spezielle Kompetenzen nicht nachhaltig funktionieren.

Wir schaffen beziehungsweise konsolidieren unser inneres Fundament, indem wir die Aufmerksamkeit achtsam und wohlwollend auf den eigenen Körper richten. Das liefert dann eine wunderbar günstige Ausgangslage für weitere Potenzialentfaltung, zum Beispiel im Hinblick auf mehr Gelassenheit, Mitgefühl, liebende Güte, Achtsamkeit etc. Dafür ist es sinnvoll, die folgenden Anleitungen zu lesen und praktisch umzusetzen.

KAPITEL 4

Die körperliche Praxis

Vielleicht haben Sie bereits erfolglose Versuche zur Selbstveränderung hinter sich, denn meistens folgen auf gute Vorsätze erste Handlungsimpulse, die dann aber schnell wieder abebben. Keine Sorge, Vermeidungshandlungen sind ganz normal. Es gibt viel im Job und im Alltag zu erledigen und nach Feierabend ist der innere Schweinehund schwer zu überwinden.

Oft können wir solche Hindernisse bezwingen, wenn wir weniger drastisch vorgehen. Eine Empfehlung wäre, eher viele kleine Bausteine zu nutzen, als die Idee zu verfolgen, gleich alles auf den Kopf zu stellen. Tatsächlich sind es die kleinen Dinge, die die Kraft für Veränderungen in sich tragen. Sie müssen natürlich nicht an diese Herangehensweise glauben, denn Sie können es selbst ganz einfach überprüfen, indem Sie die Körperübungen ausprobieren.

Die sich anschließenden Übungen wurden bewusst so ausgewählt, dass sie für jeden in fast jeder Situation und auch ohne Vorkenntnisse durchführbar sind. Wenn Sie jedoch körperlich nicht in der Lage sind, einige der Übungen durchzuführen, kein Problem. Setzen Sie sich bequem hin und stellen Sie sich die Übung lediglich gedanklich vor. Das hat auch schon eine heilsame Wirkung. Keine Angst, auch bei kleinen Fehlern in der Ausführung sind keine gesundheitlichen Risiken zu erwarten. Praktizieren Sie achtsam mit sanfter Kraft und koordinieren Sie die Bewegung mit langsamen Atemzügen, dann wird alles gut laufen. Achten Sie bitte immer auf einen langsamen Bewegungsablauf. Auch das Einnehmen der Stellung sowie die Rückkehr zur

Ausgangsposition sollten langsam erfolgen. Es wäre gut, bei den Übungen nur die erforderlichen Muskeln anzuspannen. Zwischen den einzelnen Körperübungen nehmen Sie sich bitte immer einige Momente zum Nachspüren und zum aktiven Entspannen. Ganz wichtig ist, dass Sie nach der letzten durchgeführten Übung stets eine Ruhephase einbauen. Diese Entspannungsphase sollte nie ausgelassen werden und mindestens 2 bis 5 Minuten andauern.

Den gesamten Übungsablauf können Sie zeitlich nach Belieben variieren. Allerdings ist es hilfreich, wenn Sie in der Anfangszeit eine tägliche Übungssequenz durchführen. Zudem können Sie immer mal wieder zwischendurch eine kurze Unterbrechung in Ihren Tätigkeiten für eine einzelne Übung nutzen. Zum Teil können Sie einige Übungen sogar in ihren Alltag integrieren.

Die ersten Übungen

Fangen Sie bitte gleich an, schieben Sie die Absicht, etwas für sich zu tun, nicht auf die lange Bank. Die hier vorgestellten Übungen nehmen nicht viel Zeit in Anspruch. Eine weitere Empfehlung wäre, die Übungen in der beschriebenen Reihenfolge durchzuführen. Sie müssen jedoch nicht alle Übungen machen, wenige Übungen sind besser als gar keine. Wenn Sie bei der Praxis irgendwo im Körper Schmerzen bekommen, verändern Sie die Ausrichtung etwas (zum Beispiel weniger Intensität oder weniger weit in die Stellung gehen) und bleiben Sie ganz achtsam, bis die unangenehme Empfindung verschwindet. Führen Sie die Bewegung bitte wirklich nur im schmerzfreien Bereich aus. Sollten Sie unter Rücken- oder Nackenproblemen leiden, beschränken Sie sich anfangs auf ganz kleine sanfte Bewegungen. Atmen Sie gewissermaßen in die schmerzenden Regionen hinein. Das kann Verkrampfungen lösen. Allerdings sollten die Übungen auch nicht im tief entspannten Zustand durchgeführt werden. Das wäre wiederum zu viel. Versuchen Sie also, den mittleren Weg zwischen Anspannung und Entspannung zu finden.

Die Übungspraxis kann allmählich gesteigert werden. Sie selbst sind Ihr bester körperbezogener Lehrmeister, wenn Sie auf Ihre Körpersignale hören. Ihr Körper ist Ihr Freund und nicht Ihr Feind. Treten Sie in Beziehung zu ihm. Dies könnte ein Anfang sein, auch im Alltag viel bewusster auf die eigenen Körpersignale zu achten und zu reagieren. Wichtig ist allerdings, dass Sie regelmäßig praktizieren und die Übungen einige Zeit, wenn möglich täglich, wiederholen, sonst sinkt die Chance auf signifikante Veränderungen.

Manchmal ist es eine Hilfe, wenn Sie sich ein Zeitlimit setzen. Es wirkt oft demotivierend, wenn wir anfangs die Idee verfolgen, dass wir solche Übungen von nun an für immer und ewig durchführen sollen. Stattdessen könnten Sie sich zum Beispiel ein Limit von vier Wochen setzen. Geben Sie sich selbst die Chance und prüfen Sie die Wirkungsweisen, indem Sie nur für die Dauer von vier Wochen üben und dann eine Zäsur durchführen, indem Sie sich dann fragen, ob und in welcher Form Sie Veränderungen wahrnehmen. Wenn Sie in dieser Zeit bereits positive eigene Erfahrungen machen, werden Sie dadurch erfahrungsgemäß einen deutlichen Motivationsschub spüren und weiter praktizieren.

Wenn Sie die im Nachfolgenden beschriebenen Übungen durchführen, sollten Sie bitte die zwei Ebenen der Übungen realisieren: die Körperebene und die Bewusstseinsebene.

Die Körperebene der Übungen

Auf dieser Ebene geht es darum, den eigenen Körper beziehungsweise einzelne Körperteile durch die speziellen Übungen in eine adäquate Anspannung zu bringen. Der Fokus liegt hier bei der Koordination und der Wahrnehmung von Körperempfindungen und der Atmung.

Es ist normal, dass die Aufmerksamkeit immer mal wieder wegdriftet. Wenn Sie das merken, kehren Sie einfach immer wieder zur Körperebene zurück, und dies möglichst ohne Bewertung. Bei mehr Körpereinsatz und stärkerer Anstrengung ist es ebenfalls ganz natürlich, dass das Bewusstsein für die Gesamtsituation verloren geht. Eine der Auswirkungen kann zum Beispiel sein, dass wir in der Anspannung sehr oft unsere Atmung anhalten und/oder gepresst und in kurzen Zügen atmen. Das Gleiche geschieht übrigens auch in unseren alltäglichen Stresssituationen. Nur sind wir dann oft mit unserer Aufmerksamkeit außen, fokussieren die nervige Situation oder einen nervigen Mitmenschen und realisieren gar nicht, wie angespannt unser Körper und unsere Atmung reagieren. Deshalb ist die folgende Ebene so enorm wichtig.

Die Bewusstseinsebene der Übungen

Wenn sich Ihr Körper anspannt, wenn sich Muskeln dehnen und spannen, dann wird sich interessanterweise auch Ihr Geist anspannen; alles wird sich anspannen. Deshalb ist der Fokuswechsel beziehungsweise die Aufrechterhaltung der parallelen Wahrnehmung der Körper- und der Bewusstseinsebene so wichtig. Konkret bedeutet dies, dass in der Anspannung zu viel angespannt wird, weil wir nicht genug bewusst sind. Das führt in der Regel immer dazu, dass wir zum Beispiel in der muskulären Anspannung viel zu viele Muskeln, manchmal sogar den ganzen Körper anspannen. Dies ist unnötige Energieverschwendung. Zudem verändert sich, wie eben beschrieben, die Atmung sehr ungünstig. So entstehen beispielsweise unbewusst angespannte Gesichter beim Praktizieren der Übungsabfolgen. Prüfen Sie also stets: wo muss angespannt und wo kann aber auch losgelassen werden.

Die Atembeobachtung verbindet Geist und Körper

Unser Körper kann immer nur im Hier und Jetzt sein, doch unser Geist jagt durch die Zeit; er spekuliert über die Zukunft und grübelt über die Vergangenheit. Daher sind für uns leider nur zu oft Körper und Geist voneinander getrennt. Deshalb verlieren wir den Zugang zu uns. Wir spüren unsere Leistungsgrenzen nicht mehr, sind verwirrt und folgen lediglich inneren Automatismen und Gewohnheitsmustern. Die bewusste Atembeobachtung kann unser Bewusstsein wieder mit unserem Körper verbinden. Wir werden sozusagen wieder eins.

Versuchen Sie die Übungen mit der Offenheit eines neugierigen Kindes durchzuführen. Lassen Sie sich von den Wirkungen überraschen und lernen Sie dabei das Prinzip der *Entspannung in der Anspannung* kennen, das immer wiederkehrende Mantra.

Anfangsentspannung

Als Hilfsmittel kommt ein ganz einfacher Stuhl zum Einsatz, entweder auf einer rutschfesten Unterlage oder an die Wand geschoben, damit er fixiert ist und nicht verruscht. Diese Übung auf dem Stuhl ermöglicht es Ihnen, die folgenden Übungen auch bei der Arbeit oder zu Hause zwischendurch zu machen, ohne viel Vorbereitungen dafür zu treffen. Darüber hinaus ist es mit dem Stuhl sehr viel einfacher, die Übungen durchzuführen, als auf dem Boden.

Nun folgen die Instruktionen: Setzen Sie sich bitte ganz entspannt auf einen Stuhl. Lehnen Sie sich zurück. Wir beginnen mit dem Gesicht. Ziehen Sie zunächst die gesamte

Muskulatur im Gesicht zur Nase hin zusammen, machen Sie ein *Zitronengesicht* und halten Sie diese Anspannung einige Sekunden aufrecht. Überprüfen Sie dabei unbedingt Ihre Atmung. Stockt der Atem? Bitte lassen Sie die Atmung bewusst weiterfließen.

Dann lassen Sie die Spannung mit einem Ausatmen los und entspannen das Gesicht, lassen es gefühlsmäßig ganz lang werden. Halten Sie weiterhin die Augen geschlossen und gehen Sie ganz in Ihren inneren Raum. Fokussieren Sie jetzt die Atmung. Vergewissern Sie sich, dass Sie durch die Nase ein- und wieder ausatmen. Lassen Sie dann Ihren Körper mit jedem Ausatmen schwerer werden. Atmen Sie nun ganz bewusst in den Bauch: Hierbei hebt sich beim Einatmen der Bauch und senkt sich beim Ausatmen.

Manchmal fällt die Koordination von Körper und Atembewusstheit noch nicht so leicht. Als Hilfe können Sie eine oder beide Hände sanft auf Ihren Bauch legen und kontrollieren, ob er sich hebt und senkt. Diese Übung können Sie sich auch dadurch etwas erleichtern, indem Sie mit den Händen ganz sanft auf Ihren Bauch drücken und dabei ausatmen. Abbildung 2 zeigt dieses Vorgehen.

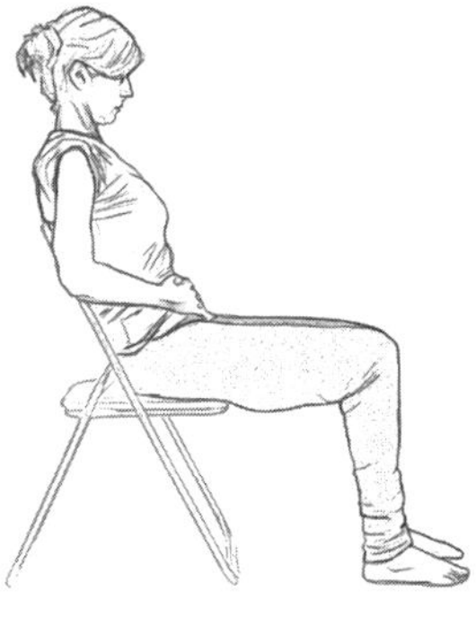

Abb. 2

Beim Ausatmen wird der Bauch leicht nach innen gezogen. Der obere Brustbereich ist bei dieser Atmungsvariante relativ unbeteiligt.
Wenn dann der Atemimpuls kommt und Sie einatmen, hebt sich die Bauchdecke wieder und die Hände werden nach vorne gedrückt. Abbildung 3 zeigt diesen Vorgang.

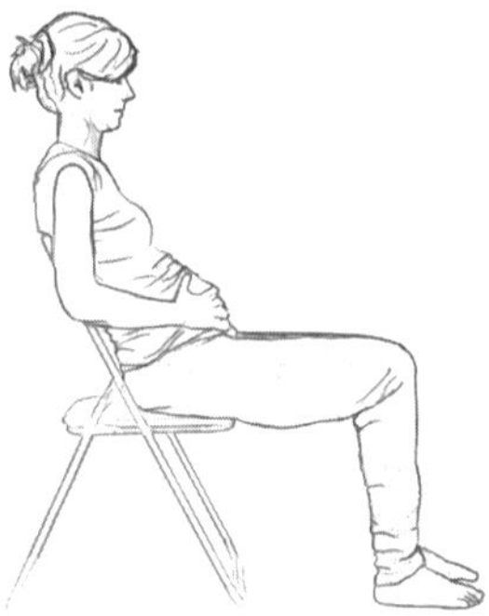

Abb. 3

So können Sie Ihren Atem in Ihren Bauch fließen lassen und auf diese Weise tief, sanft und beruhigend atmen.

Den Atem nutzen wir, um im gegenwärtigen Moment zu bleiben. Der Fokus für das Hier und Jetzt wird konkret durch die Zusammenführung von Körper und Geist durch die Atembeobachtung erreicht.

Verknüpfen Sie nun ganz bewusst Ihren Geist mit dem Atem. Beobachten Sie Ihren Atemfluss. Damit folgt Ihnen Ihr Geist sozusagen in den Körper hinein. Auf diese Weise bleiben Geist, Atmung und Körper für eine Weile eine wohltuende Einheit.

Wenn Sie feststellen, dass Sie gedanklich abdriften, lenken Sie Ihren Geist einfach wieder zurück auf die Atmung.

Lassen Sie dabei auch negative Bewertungen los. Scheitern gehört unbedingt zu jeder neuen Praxis. Sie führen immer wieder die Aufmerksamkeit unaufhörlich zum Atem zurück.

Vielleicht erleben Sie es als angenehm, wenn Sie Ihren Atem jetzt etwas verlängern. Atmen Sie ein und zählen Sie 1...2...3...4...Dann atmen Sie aus und zählen 1...2...3...4...5...6... Sie haben richtig gezählt, das Ausatmen sollte etwas länger ablaufen als das Einatmen.

Aufgepasst! Langsames Einatmen und noch langsameres Ausatmen ist die beste Methode, um das Nervensystem zu beruhigen und unseren Geist zu befrieden.

Führen Sie diese Übung etwa drei Minuten durch. Bei angespanntem Geist gilt die Empfehlung, so lange in den Bauch zu atmen, bis sich Ruhe einstellt. Fragen Sie sich selbst: Wie verändert sich das Körpergefühl? Was verändert sich im Geist? Bewusste Wahrnehmung. Eine sehr wirkungsvolle Grundlagenstrategie besteht darin, sich zuerst immer in sich selbst zu bündeln. Fokussieren Sie Ihr Bewusstsein als eine Art von Startsequenz immer zuerst auf Ihren Körper. Durchtränken Sie sozusagen Ihren ganzen Körper mit Bewusstsein. Die Atmung hilft dabei oft recht gut. *Atmen* Sie bewusst und füllen Sie bei jedem Atemzug Ihren Körper mit Bewusstheit. Lassen Sie Bewusstheit in Ihren Körper fließen. Füllen Sie Ihren ganzen Oberkörper mit Bewusstheit. Spüren Sie dort Ihre Atmung und Ihre Bewusstheit. Dann lassen Sie Ihre Bewusstheit in beide Arme bis in die Fingerspitzen fließen. Füllen Sie Ihren ganzen Kopf mit Bewusstheit, das Gesicht, die Ohren, die Kopfhaut, den Nacken. Dann lassen Sie die Bewusstheit tiefer in Ihren Körper strömen, in Ihre Hüften, in Ihr Gesäß, Ihre Oberschenkel, herunter bis in die Fußspitzen.

Diese Übung sollte nicht ausgelassen werden, denn sie ist von zentraler Bedeutung, da sie entspannt, beruhigt und den Geist erfrischt. Das tiefere Ausatmen reduziert den Kohlendioxidpegel im Organismus; dadurch steigert sich der Sauerstoffgehalt, was wir als belebend wahrnehmen. *Die beruhigende Atmung führt uns also nicht in die Schläfrigkeit, sondern in eine wache Gelassenheit.*

Um die Übung zu beenden, nehmen Sie bewusst einen sehr tiefen Atemzug und bewegen ganz achtsam die Finger und Zehen, strecken die Arme nach oben aus, machen sich ganz lang und bringen die Arme etwas nach rechts und etwas nach links. Senken Sie danach die Hände auf die Oberschenkel und spüren der Übung einen Moment lang nach.

Aufrechtes Sitzen

Nun setzen Sie sich auf die Stuhlkante ganz nach vorne und richten Ihre Wirbelsäule bewusst auf. Der Nacken ist in der Verlängerung der Wirbelsäule und der Kopf ganz gerade ausgerichtet. Die Wirbelsäule bildet dabei kein Hohlkreuz und auch keinen Rundrücken. Achtung: Die Abbildung 4 zeigt eine ungünstige Sitzhaltung.

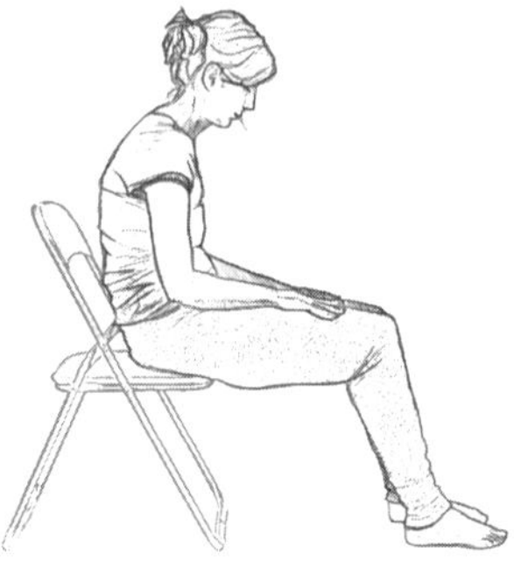

Abb. 4

Sie sind also weder nach vorne noch nach hinten geneigt, sondern der Rücken ist möglichst gerade aufgerichtet (siehe Abbildung 5).

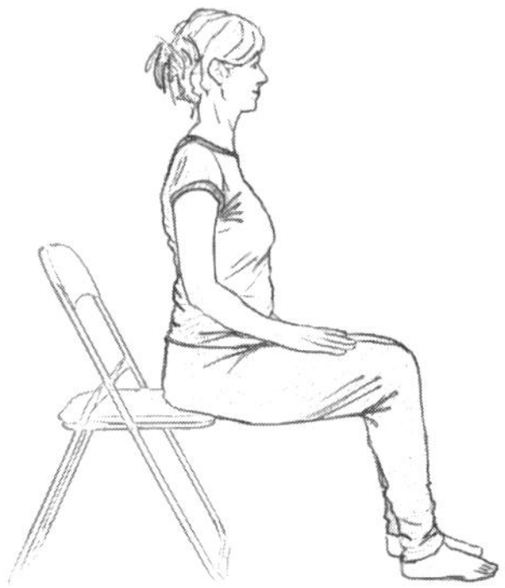

Abb. 5: Optimale aufrechte Ausrichtung

Die Schultern sind entspannt, von den Ohren weg und leicht nach hinten gezogen. Atmen Sie 3-mal ganz bewusst und intensiv aus, bis keine Luft mehr in der Lunge verbleibt. Dazu ziehen Sie ganz intensiv den unteren Bauch in Richtung Wirbelsäule. Halten Sie den Atem an, bis der Atemimpuls kommt. Wiederholen Sie innerlich einige Male das Mantra *Entspannung in der Anspannung.*

Sie fragen sich wieder sebst: Was passiert im Körper und was passiert gerade im Geist?

Womöglich finden Sie den aufrechten Sitz als Übung viel zu einfach. Urteilen Sie bitte nicht vorschnell, denn für diese Sitzposition sind sehr viele Muskeln im Einsatz: Muskeln, die wir oft gar nicht nutzen. Wir leben in einer „Sofa-Kultur". Unsere Rückenmuskulatur ist in der Regel unterentwickelt. Das ist einer der Gründe, warum unsere Wirbelsäule so wenig Halt erfährt und Bandscheibenvorfälle zur Volkskrankheit werden konnten. Diese Übung des Geradesitzens ist eine der besten, harmonischsten und gefahrlosesten Rückenschulungen.

Prüfen Sie doch jetzt gleich einmal Ihre aktuelle Sitzposition. Richten Sie sich wieder bewusst gerade aus. Lesen Sie dabei gerne weiter. Wahrscheinlich werden Sie schon bald Ihre unteren Rückenmuskeln spüren. Halten Sie diese Spannung etwas. Durch diese unmittelbare Erfahrung können Sie nun die Worte besser in sich aufnehmen. Achten Sie dabei zugleich auf Ihre Atmung. Entspannen Sie Ihre Bauchmuskeln, lassen Sie den Atem frei fließen und wiederholen das Mantra *Entspannung in der Anspannung*.

Diese einfache Übung zeigt bereits viele schon angesprochene Dimensionen. Sitzen Sie immer noch aufrecht? Übertreiben Sie es damit nicht. Wenn es unangenehm wird, lockern Sie bitte die Sitzhaltung wieder. Aber gehen Sie gerne so oft wie möglich in diese aufrechte Haltung. Der eigene Körper ist ein sehr gelehriger Schüler. Er wird schon nach wenigen Tagen deutlich leichter diese Haltung einnehmen und täglich etwas länger einhalten können.

Diese Übung ist eine sogenannte Fundamentübung, denn sie bietet uns die Basis für viele weitere hilfreiche Entwicklungen. Die aufrechte Körperhaltung hat nämlich direkte, sehr bedeutsame Auswirkungen auf unsere Geistesverfassung.

Körperhaltung = Geisteshaltung

Diese Gleichung stellt einen sehr zentralen Leitsatz in unserem Übungsprogramm dar, denn ist unser Geist bedrückt, geht auch unser Körper in eine dazu passende bedrückte Haltung. Ist unser Geist dagegen motiviert und schwungvoll, wird der Körper das genauso spiegeln. Wenn umgekehrt der Körper schmerzt, wird unser Geist negative

Impulse/Gedanken erzeugen. Ist der Körper krank, wird auch der Geist getrübt sein.

Natürlich ist die Trennung in Geist und Körper nur eine sprachliche, da es sich um eine Einheit handelt, doch können wir diese Tatsche für uns nutzbar machen. Unser Körper reagiert in der Regel sehr schnell auf ein Training. Während unser Geist oft hadert, über Sinn und Zweck grübelt oder sogar den inneren Schweinehund aktiviert, fängt unser Körper an, sich anzupassen. Unser Körper ist also ein sehr hilfreicher Partner für unsere Bemühungen um eine heilsamere Geistesverfassung und zentraler Mediator für das erwünschte Geistestraining. Das bedeutet, dass Sie, wenn Sie regelmäßig die aufrechte Körperhaltung üben, damit indirekt auch Ihren Geist trainieren. Eine klare Körperhaltung begünstigt auch eine klare Geistesverfassung.

Wenn Sie dies einige Zeit ausprobieren, werden Sie für dieses Thema immer sensibler. Wahrscheinlich wird Ihnen schon bald auffallen, dass viele Menschen sehr problematische Körperhaltungen einnehmen. Dies ist jedoch kein Zustand, mit dem man sich abfinden muss. Im Folgenden werden Körperübungen beschrieben, die dem entgegenwirken können.

Weitere Übungen auf dem Stuhl

Der Stuhl eignet sich als Hilfsmittel übrigens ganz hervorragend, insbesondere weil er fast immer verfügbar ist.

Arme strecken

Gehen Sie wieder in die aufrechte Sitzposition auf der Stuhlkante. Der Rücken ist wie eben gerade ausgerichtet. Heben Sie beide Arme und strecken sie vor sich aus. Die Ellenbogen sind gestreckt. Spreizen Sie Ihre Finger möglichst kräftig (siehe Abbildung 6). So erzeugen Sie gezielt

Anspannungen. Die Schultern sind nach unten gerichtet und die Schulterblattspitzen in den Rücken gezogen.

Auch hier gilt wieder das Übungsprinzip des ruhigen Atmens und das Mantra *Entspannung in der Anspannung*.

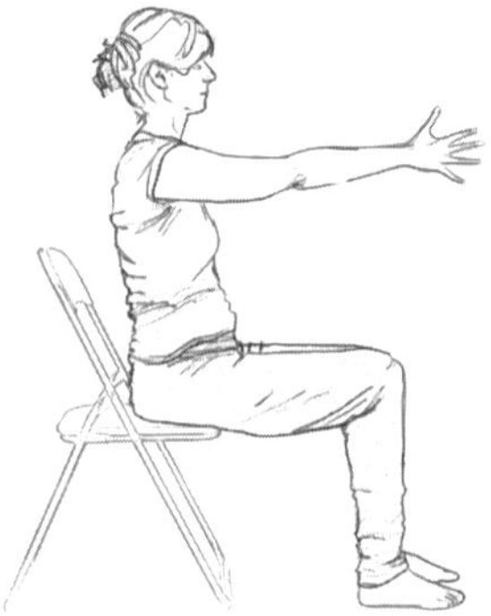

Abb. 6: Arme nach vorne strecken

Spüren Sie möglichst genau, welche Bereiche Ihres Körpers wie stark angespannt sind. Vielleicht spüren Sie auch, welche Körperregionen relativ entspannt bleiben.

Vergessen Sie nicht die beiden Aspekte: das Mantra *Entspannung in der Anspannung* bei gedehntem Ein- und Ausatmen.

Halten Sie die Stellung etwa neun Atemzüge, dann lösen Sie die Stellung auf, lassen Ihre Arme und Hände locker auf die Oberschenkel sinken und nehmen nun die Veränderungen im Körper wahr, ohne zu urteilen. Es folgen drei tiefe Atemzüge der Entspannung.

Nun gehen Sie zur nächsten, sehr ähnlichen Übung weiter. In aufrechter Sitzposition heben Sie beide Arme nach oben. Dann ziehen Sie die Schultern wieder etwas herunter. Finger maximal spreizen und atmen (siehe Abbildung 7).

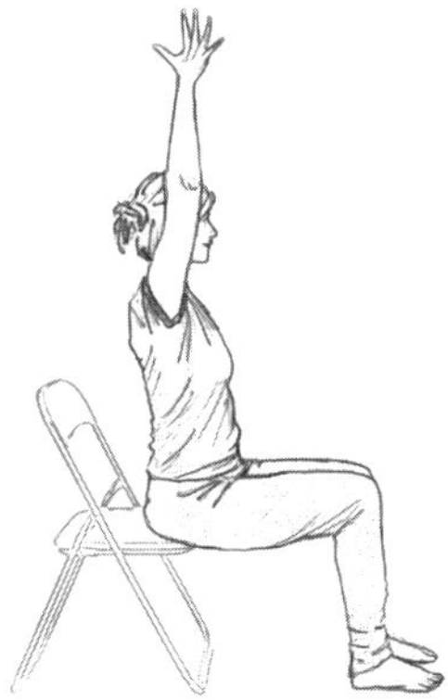

Abb. 7: Arme nach oben strecken

Auch hier gilt das Übungsprinzip: neun lange ruhige Atemzüge und das Mantra *Entspannung in der Anspannung*. Sie fragen sich selbst: Wie fühlt sich jetzt der Nacken- und Schulterbereich an? Kurz innehalten, anlehnen und drei Atemzüge nachspüren.

Bein strecken und anwinkeln

Stützen Sie das rechte Bein mit beiden Händen ab und strecken es so weit wie möglich nach vorne aus (siehe Abbildung 8). Versuchen Sie so wenig Gewicht wie möglich an die Hände abzugeben. Der Oberschenkel spannt sich dabei an. Atmen Sie 6-mal tief und kombinieren es mit dem Manta *Entspannung in der Anspannung*. Sitzen Sie bitte dabei möglichst gerade.

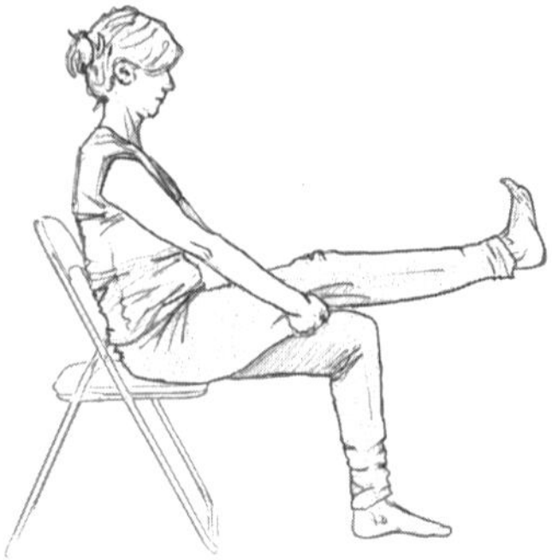

Abb. 8

Dann umarmen Sie im Anschluss das Knie und bringen es möglichst nah an den Brustkorb (siehe Abbildung 9); auch hier sechs tiefe Atemzüge machen und die Dehnung genießen. Danach wechseln Sie die Seite.

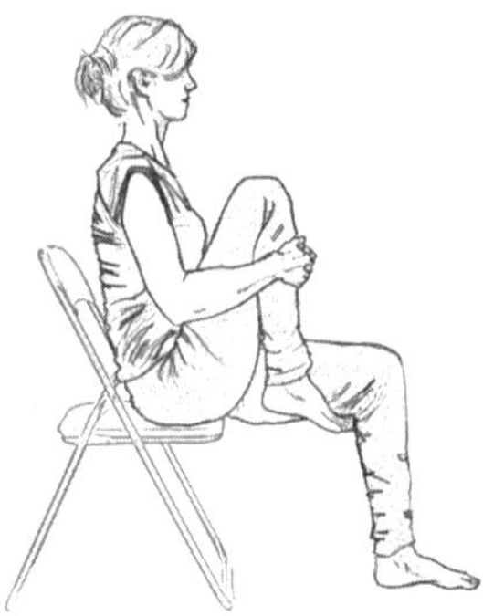

Abb.9

Katze

Nun stehen Sie auf, stellen sich vor den Stuhl, die Sitzfläche ist zu Ihnen gerichtet. Die Füße stehen schulterbreit auseinander.

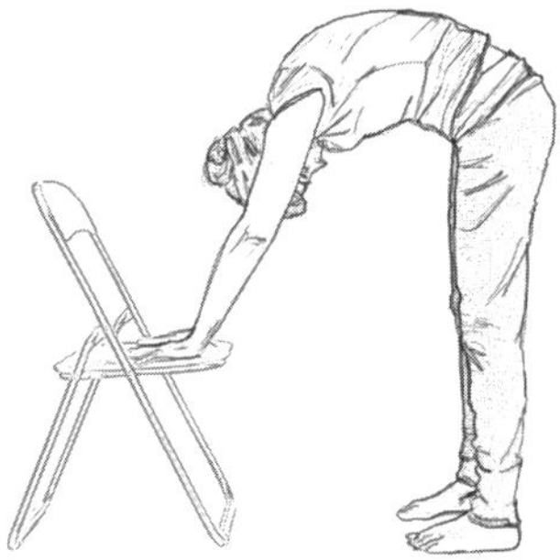

Abb. 10: Katze

Sie positionieren die Hände so auf den Stuhl, dass ein rechter Winkel zwischen Rumpf und Oberarm entsteht. Die Mittelfinger zeigen nach vorne und die Finger sind gespreizt. Beginnen Sie vom Becken aus die Wirbelsäule Wirbel für Wirbel in einen Rundrücken oder zu einem Katzenbuckel hochzuwölben. Lassen Sie den Kopf nach vorne hinuntersinken und entspannen Sie den Nacken (siehe Abbildung 10).

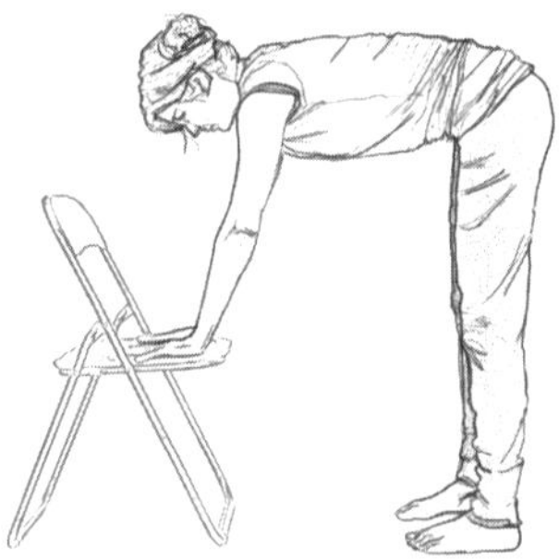

Abb. 11: Neutrale Position

Richten Sie danach direkt wieder das Becken auf und rollen Sie den Rücken Wirbel für Wirbel wieder nach unten und bringen die Wirbelsäule in eine waagerechte Position (siehe Abbildung 11). Vermeiden Sie dabei ein Hohlkreuz, der Kopf bleibt in der Verlängerung der Wirbelsäule. Beginnen Sie wieder von vorne. Vergessen Sie nicht, die Bewegung mit dem Atem zu koordinieren: Einatmen – neutrale Position, Ausatmen – Rundrücken. Etwa neun Wiederholungen mit ruhigen Atemzügen und dem Mantra *Entspannung in der Anspannung*.

Bewusstes Nachspüren in der letzten neutralen Position. Wie fühlt sich der Rücken jetzt an? Zum Abschluss drei langsame Atemzüge zur Bewusstwerdung.

Diagonal zusammenziehen und ausstrecken

Die nachfolgende Übung hat den Namen „Die Katze streckt sich“. Stützen Sie dafür Ihre rechte Hand auf der Sitzfläche ab. Lösen Sie die linke Hand und das rechte Bein vom Untergrund. Arme und Beine sind gesteckt (siehe Abbildung 12).

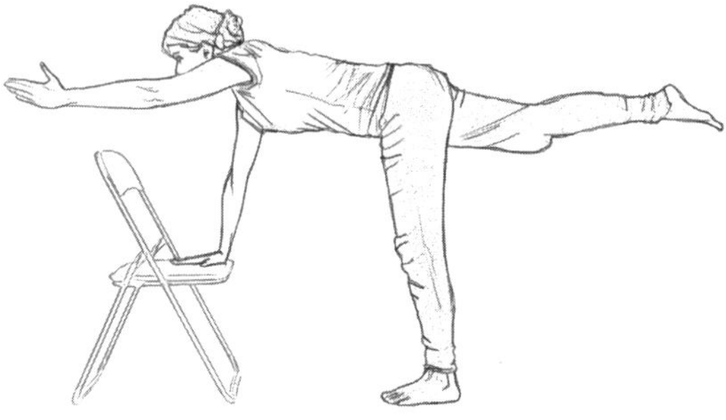

Abb. 12: Die Katze streckt sich

Halten Sie diese Position neun Atemzüge lang und im Anschluss führen Sie dann das rechte Knie und den linken Ellbogen über kreuz langsam zusammen (siehe Abbildung 13).

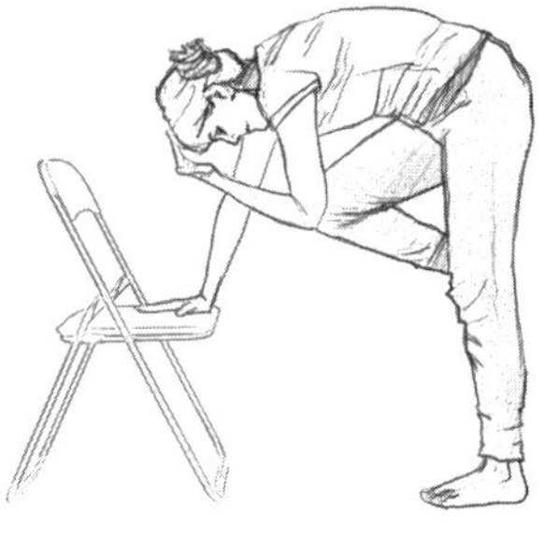

Abb. 13

Die Bewegung wird ganz bewusst sehr langsam durchgeführt und mit dem Atem koordiniert: Beim Einatmen die Extremitäten zusammenziehen und beim Ausatmen strecken. Der Kopf senkt sich beim Zusammenbringen und hebt sich beim Strecken. Fahren Sie etwa 6-mal fort im

Rhythmus des Atems. Dann wiederholen Sie die Übung mit dem rechten Arm und dem linken Bein, erst statisch, dann dynamisch.

Stellen Sie sich im Anschluss an die Übung für drei tiefe Atemzüge vor den Stuhl in eine aufrechte Haltung, schließen Sie die Augen und spüren der Übung nach. Fragen Sie sich selbst: Hat sich mein Körperbewusstsein verändert?

Beobachten Sie, ohne zu bewerten.

Die Seitendehnung

Nun stellen Sie sich seitlich zum Stuhl, wie in Abbildung 14 dargestellt. Richten Sie Ihr Becken nach vorne aus und strecken Sie die Arme nach oben. Senken Sie den linken Arm auf die Stuhllehne ab, ohne die Streckung der Arme zu verlieren, und drehen Sie das Brustbein etwas in Richtung Decke. Der Nacken bleibt entspannt und die Blickrichtung geht in die rechte Achselhöhle. Eine Streckung der gesamten rechten Körperseite sollte spürbar sein.

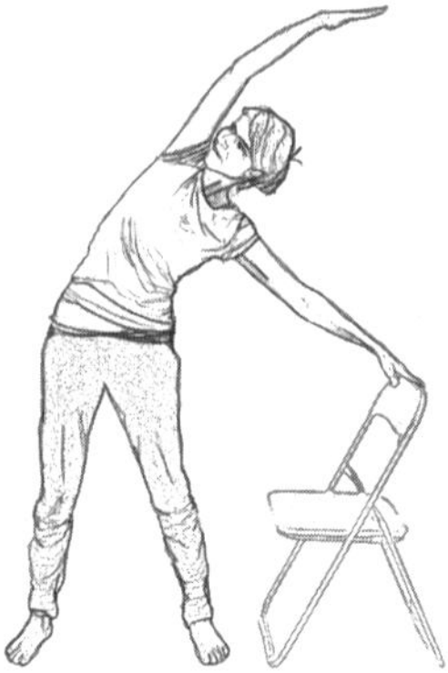

Abb.14

Bleiben Sie für etwa sechs langsame und tiefe Atemzüge in dieser Haltung. Richten Sie sich dann im Anschluss zur linken Seite aus und atmen auch hier 6-mal lange ein und aus (siehe Abbildung 15).

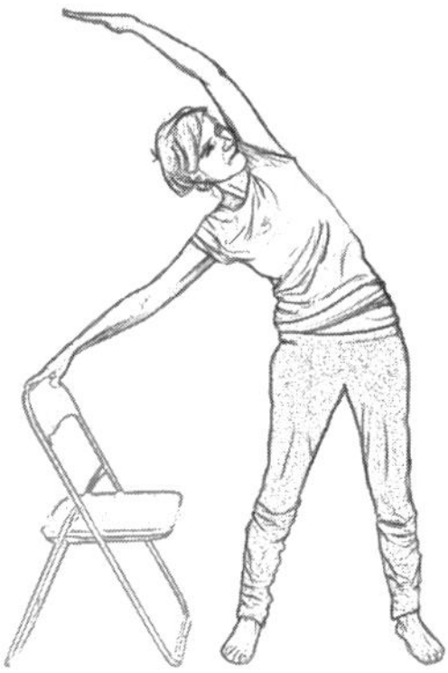

Abb. 15

Hund mit dem Stuhl

Nun positionieren Sie Ihre Hände schulterbreit auf der Sitzfläche. Spreizen Sie Ihre Finger, der Mittelfinger zeigt nach vorne, und treten dann einen großen Schritt zurück. Bringen Sie Ihr Gesäß nach oben und hinten, strecken Sie beide Beine. Auch die Arme sind gestreckt, der Kopf befindet sich in Verlängerung der Wirbelsäule, der Nacken ist locker, die Ohren sind zwischen den Armen (siehe Abbildung 16). Üben Sie mit sanfter Kraft. Atmen Sie tief und ruhig weiter und wiederholen Sie dabei das Mantra *Entspannung in der Anspannung* einige Male. Halten Sie die Stellung etwa 6 bis 8 Atemzüge. Wiederholen Sie diese Übung noch 2-mal. Dazwischen eine kurze Pause einlegen. Schaffen Sie Platz, verlängern Sie den Atem, die Muskulatur und den Rücken.

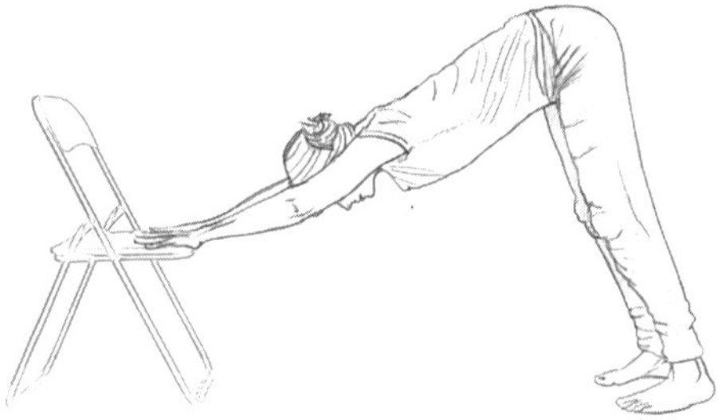

Abb. 16: Hund mit dem Stuhl

Nach der dritten Wiederholung nehmen Sie auf dem Stuhl Platz und spüren mit geschlossenen Augen der Übung kurz nach. Fragen Sie sich wieder selbst: Was hat sich nun im Körper verändert? Ist Hitze entstanden? Nehmen Sie wahr, ohne zu urteilen.

Diese Übung ist übrigens auch geeignet als Einzelübung. Wenn Sie einmal sehr wenig Zeit zur Verfügung haben und nicht die gesamte Sequenz machen können, ist das kein Problem. Schnappen Sie sich einfach einen Stuhl und praktizieren Sie den „Hund mit dem Stuhl".

Eine kurze Anmerkung zu den Begriffen:
Die Übung, bei der Sie einen Katzenbuckel machen sollten, ist leicht als „Katzenübung" identifizierbar. Die „Hundeübung" basiert ebenfalls auf Tierbeobachtungen. Vielleicht haben Sie bei Hunden schon mal beobachtet, wenn sie sich nach dem Liegen strecken und dabei das Hinterteil anheben, den Kopf senken und die Vorderpfoten nach vorne strecken. Deshalb heißt die Übung so.

Verneigen

Nun stellen Sie sich wieder direkt vor den Stuhl. Senken Sie mit der nächsten Ausatmung den Kopf auf die Sitzfläche des Stuhls oder zumindest in diese Richtung. Die Arme sind angewinkelt, je nachdem, wie weit Sie mit dem Kopf herunterkommen. Die Beine stehen hüftbreit auseinander und möglichst gestreckt oder, wenn es angenehmer ist, auch leicht gebeugt. Der Rücken ist gerade ausgerichtet und der Nacken ist entspannt (siehe Abbildung 17). Lassen Sie los und spüren Sie, wie Sie mit jedem Ausatmen den Oberkörper etwas tiefer sinken lassen können. Zehn tiefe lange Atemzüge und dabei das Entspannung/Anspannungs-Mantra wiederholen.

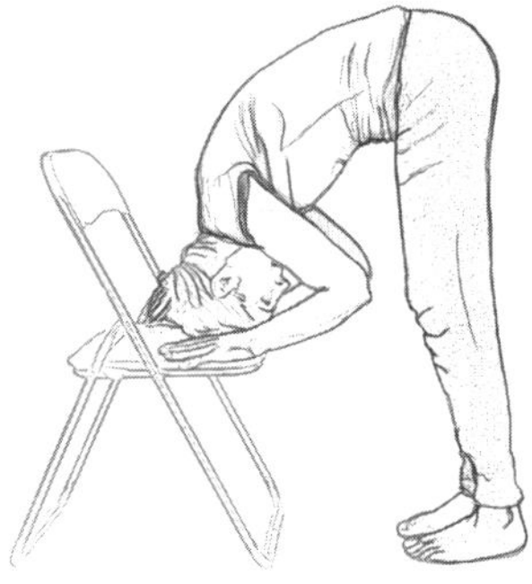

Abb. 17: Kopf auf Sitzfläche

Drehsitz

Nun setzen Sie sich wieder auf den Stuhl, dieses Mal etwas weiter hinten auf die Sitzfläche. Drehen Sie den Rumpf zunächst nach rechts (siehe Abbildung 18). Nehmen Sie den Kopf so weit mit in die Drehung, wie es Ihr Nacken erlaubt. Der linke Arm drückt leicht gegen den rechten Oberschenkel. Umfassen Sie die Stuhllehne mit dem rechten Arm so, dass Sie sie als Hebel einsetzen können, um sich mehr und mehr in die Drehung zu bringen. Üben Sie mit sanfter Kraft. Die Schultern sind auf einer Linie. Verweilen Sie so für die Dauer von etwa 6 bis 10 ruhigen tiefen Atemzügen, bleiben Sie dabei ganz aufgerichtet und genießen Sie die Drehung in der Wirbelsäule.

Der Leitsatz *Entspannung in der Anspannung* kann gar nicht oft genug wiederholt werden: immer wieder und wieder, bis er sich verinnerlicht hat.

Lösen Sie die Haltung ganz behutsam auf und wiederholen Sie sie dann zur anderen Seite hin.

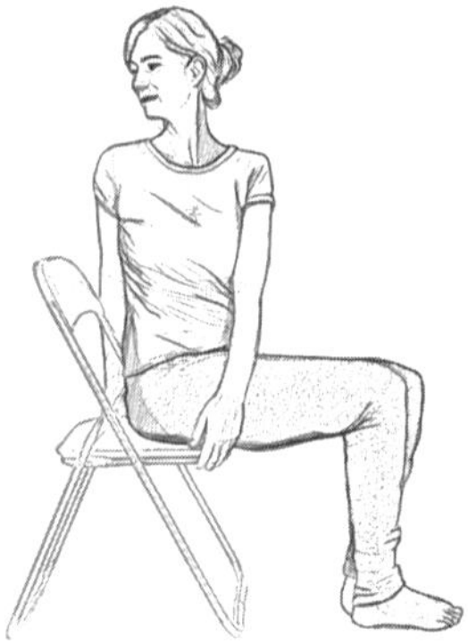

Abb. 18: Drehsitz

Weitere Übungen ohne Stuhl

Bitte prüfen Sie regelmäßig, wie viele Übungen sich für Sie gut anfühlen. Achten Sie insbesondere darauf, dass sich nicht Ihr innerer Perfektionist, der innere Antreiber oder innere Leistungswillige nach vorn drängen und den Ton angeben will.

Die Arme schwingen

Stellen Sie sich nun in eine aufrechte Position. Den Stuhl benötigen Sie für die folgenden Übungen nicht mehr. Bringen Sie ihre Füße nun schulterbreit auseinander, die Fußinnenkanten sind parallel ausgerichtet. Die Knie sind leicht gebeugt und die Arme hängen locker an den Außenseiten des Oberkörpers herab.

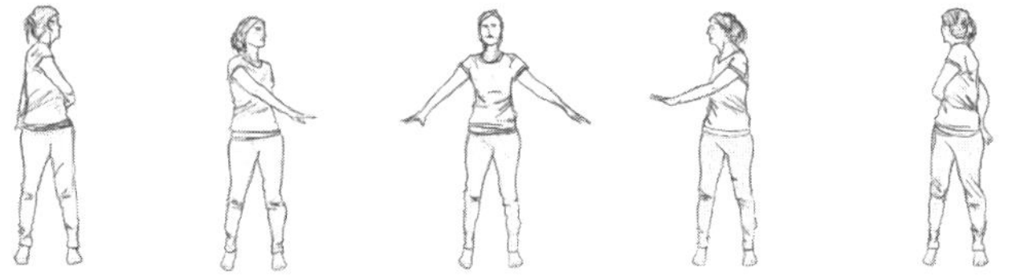

Abb. 19 Abb. 20 Abb. 21 Abb. 22 Abb. 23

Entspannen Sie die Schultern. Drehen Sie nun mit sanfter Kraft den Oberkörper nach rechts und dann nach links. Lassen Sie dabei die Arme um Ihren Körper fliegen. Schauen Sie bei der Drehung über die jeweilige Schulter in der Richtung, in welche die Drehung erfolgt. Der Kopf beginnt mit der Drehung und der Rumpf folgt, die Arme fliegen hinterher. Die Hüfte bleibt nach vorne ausgerichtet (siehe Abbildungen 19 bis 23). Starten Sie die Bewegung langsam; wenn Sie mögen, können Sie nach einigen Drehungen dynamischer üben. Wenn es zum leichten Knacken in den Gelenken und im Rücken kommt, ist dies ein gutes Zeichen, denn die Übung bringt alles wieder ins Lot. Führen Sie die Übung etwa zwei Minuten aus. Dann spüren Sie mit geschlossenen Augen nach. Was hat sich nun im Körper verändert?

Stern im Stehen
Nun haben Sie es fast geschafft. Stellen Sie sich bei der vorletzten Übung in eine aufrechte Position. Die Beine sind mehr als hüftbreit (etwa 60 cm) auseinander. Aktivieren Sie die Beinmuskulatur und drücken Sie die Füße aktiv in den Boden, damit Sie gut geerdet sind. Die Arme heben Sie in Richtung der Decke und bringen diese im gleichen Abstand wie die Beine auseinander. Die Schultern sind dabei zurückgezogen, die Wirbelsäule gerade ausgerichtet, der Beckenboden angespannt und alle Gelenke sind gestreckt (siehe Abbildung 24). Spreizen Sie die Finger und stellen Sie sich vor, dass Ihr ganzer Körper sich in alle vier Richtungen ausdehnt.

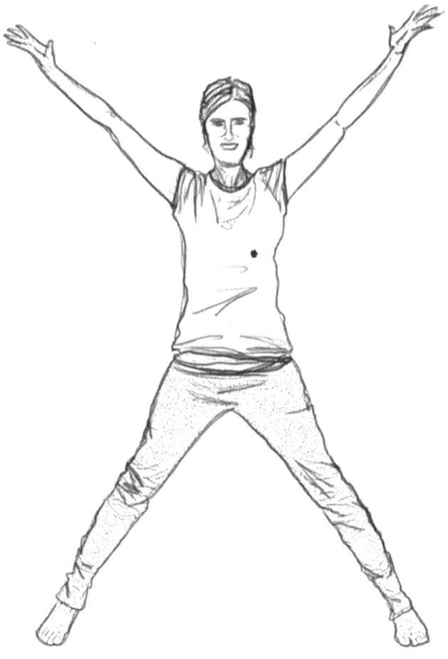

Abb. 24: Der Stern

Spüren Sie in dieser Haltung eine starke Anspannung und Ausdehnung, aber vergessen Sie das Atmen nicht. Die Energie fließt spürbar von der Körpermitte in alle Strahlen des Sterns. Diese Position sechs tiefe Atemzüge lang halten und dabei das Mantra *Entspannung in der Anspannung* nicht vergessen.

Von der *Entspannung in der Anspannung* nun zur
Anspannung in der Entspannung:

Während alle bisherigen Übungen spürbare Anspannungen durch Dehnungsreize anregen wollten, um das Prinzip der *Entspannung in der Anspannung* zu verinnerlichen, liefert uns nun die letzte Übung eine ganz andere Variante. Hier wird auf Anspannungen durch Dehungsreize vollkommen verzichtet. Es geht nun scheinbar nur um Entspannung, denn auch diese Entspannungsübung ist eine sehr wirkungsvolle Methode des Geistestrainings. Auf den ersten Blick wirkt es ganz leicht, sich „nur" auf den Rücken zu legen. Tatsächlich aber handelt es sich um eine der schwierigsten Übungen.

Erinnern Sie sich an den Leitsatz: Körperhaltung = Geisteshaltung.

Der Körper soll nun liegen und entspannen. Darauf reagiert unser Geist natürlich mit Entspannung. Diese ist jedoch bei Ungeübten zu tief. In der liegenden Entspannungsposition wird unser Geist zu schlaff, er sackt in den Dämmerzustand.

Hier ist es wichtig, eine *wache Entspannung* beizubehalten, denn unser Bemühen konzentriert sich bei allem, was wir üben, auf Bewusstheit. Deshalb gibt es für diese Entspannungsübung nun einen neuen Leitsatz: *Anspannung in der Entspannung.*

Das ähnelt stark dem vorherigen Leitsatz *Entspannung in der Anspannung*, funktioniert aber genau anders herum.

Nun also zur Endentspannungsübung.

Endentspannung im Liegen

Nehmen Sie sich bitte für diese Übung mindestens fünf Minuten Zeit. Legen Sie sich in die Rückenlage. Die Arme liegen ca. 40 cm vom Rumpf entfernt und die Handflächen sind, wenn möglich, nach oben gerichtet. So kann der Schulterbereich besser entspannen. Die Beine liegen etwas mehr als hüftbreit auseinander, die Füße fallen nach außen (siehe Abbildung 25). Sie können sich gerne eine Stütze, wie beispielsweise eine gefaltete Decke, unter Ihre Knie legen, falls im unteren Rücken Spannungen entstehen. Schließen Sie dann die Augen und gehen Sie ganz in Ihren inneren Raum. Geben Sie Ihrem Körper ganz bewusst einen Entspannungsimpuls. Machen Sie drei tiefe langsame Atemzüge in den Bauch. Danach lassen Sie den Atem frei fließen, verweilen so einige Momente und genießen die Entspannung.

Die Schwierigkeit der Übung liegt nun in der unterschiedlichen Ausrichtung von Körper und Geist: Während der Körper in die tiefe Entspannung geht, bleibt der Geist ganz frisch und klar.

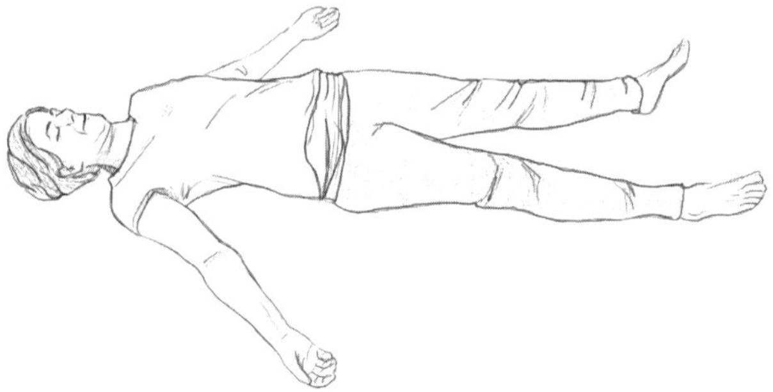

Abb. 25: Entspannung im Liegen

Gehen Sie nun ganz bewusst mit der Aufmerksamkeit zum eigenen Körper, nehmen Sie seine Position auf dem Boden wahr. Wo sind noch Anspannungen? Wo können Muskeln, Körperteile, Gelenke noch mehr losgelassen werden? Nehmen Sie alles wahr, ohne zu urteilen.

Prüfen Sie bitte sehr bewusst, wie Ihr Geist auf diese Übung reagiert. Besonders sollten Sie auf die beginnende Schläfrigkeit achten. Genau hier wäre es wichtig, dass Sie gegenregulieren. Atmen Sie dann etwas höher in den Brustbereich. Stellen Sie sich vor, dass Ihr Geist in einem wachen mittleren Aufmerksamkeitsbereich verweilt.

Je länger Sie diese Übung durchführen, desto anspruchvoller wird sie. Immer wieder möchte der Geist abdriften, wegdämmern, träumen, phantasieren oder einschlafen. Genau an dieser Stelle offenbart sich der spannende Hintergrund dieser nur scheinbar spielerischen Übung.

Es ist eine erlernbare Kunst, auf den eigenen Geist lenkend einzuwirken. Wenn es zu Anfang nicht so leicht klappen will, so ist auch das ganz normal. Wie alles, was wir neu erlernen, ist auch das Halten des mittleren Entspannungsniveaus Übungssache und lässt sich bei stetiger Wiederholung trainieren.

Um die Übung nun zu beenden, nehmen Sie bewusst einen ganz tiefen Atemzug, strecken sich der Länge nach und bringen dabei den unteren Rücken ganz bewusst in Richtung Boden (dazu kippen Sie das Becken leicht in Richtung der Zimmerdecke).

Wenn die Entspannung am Boden nicht möglich sein sollte, planen Sie immer als Abschluss der Körperübungen eine etwas längere Entspannungsphase alternativ auf einem Stuhl ein, um das Nervensystem in die Ruhe zu führen (siehe Anfangsentspannung, Abbildung 2).

Falls Sie meditieren oder damit beginnen möchten, ist dafür nach solchen Körperübungen ein guter Zeitpunkt.

Auch hierzu können Sie einen Selbstversuch unternehmen. Meditieren Sie nach dem Übungsprogramm und prüfen Sie den Unterschied zu Meditationen ohne vorausgehende körperbezogene Übungen. Wenn Sie danach keine Meditation durchführen mögen, dann beenden Sie die Übung trotzdem *nicht*.

Ja, Sie haben richtig gelesen. Unsere Anregung bedeutet, dass wir heilsame Übungen nicht abschließen. *Wieso sollte das Gute enden?*

Sie wundern sich vielleicht über die letzte Anregung. Hiermit möchten wir Sie dazu anregen, den wachen Bewusstseinszustand aufrechtzuerhalten. Die Neigung, alles rasch zu erledigen oder schnell abzuhaken, ist Teil der Geschäftigkeit der westlichen Welt. „So, Übung beendet, jetzt geht der Alltag weiter." Auf diese Weise werden leider kaum Übertragungseffekte erreicht.

Wenn wir einen 100-Meter-Lauf beenden, ist das völlig in Ordnung. Schließlich können wir nicht durchs Leben sprinten. Aber warum sollten wir denn einen bewussten angenehmen Zustand beenden? Es ist tatsächlich mit etwas Übung möglich, dass wir uns immer durchgängiger dessen bewusst werden, was der Augenblick uns gibt.

Insbesondere das Atembewusstsein kann uns eine große Hilfe sein, wenn wir mehr Selbstaufmerksamkeit kultivieren möchten.

Auf diesem Weg helfen uns natürlich auch die sogenannten Mikropausen.

Mikropausen

Mikropausen sind, wie der Name schon andeutet, gewissermaßen sehr kurze Momente von etwa nur ein bis zwei Atemzügen. Dabei handelt es sich jedoch nicht um typische Pausen, in denen wir das, was wir gerade tun, unterbrechen (müssen). Es ist eher ein Wechsel von Unbewusstheit zu Bewusstheit mit Hilfe von bewusster Atmung und dem bewussten Wahrnehmen des eigenen Körpers. Die Atmung ist dabei das zentrale Werkzeug, denn sie verbindet unser Bewusstsein mit unserem Körper und wir werden wieder präsent.

In diesen kurzen Momenten geht die Aufmerksamkeit in den eigenen Körper und körperbezogene Anspannungen werden ganz aktiv losgelassen. Das geht besonders gut beim Ausatmen und in einer aufrechten Haltung. Meistens sind es die Schultern, die leicht hochgezogen sind, oder der Nacken, der angespannt ist; es können auch gepresste Kiefermuskeln sein. Dies sind aber nur Beispiele. Schauen Sie, was sich bei Ihnen regt, wenn Sie sich Ihrer selbst bewusst werden. Erfahrungsgemäß bemerken wir dann unsere ungute Körperhaltung, die unnötigen Anspannungen und eine zu flache oder unregelmäßige und blockierte Atmung.

Atmen Sie so oft es geht im Laufe des Tages tief und bewusst ein und wieder aus und lenken Sie dabei die Bewusstheit auf Ihren eigenen Körper. Lassen Sie dann unnötige körperliche Spannungen los. Das wäre eine Mikropause, so wie wir sie verstehen.

Um möglichst regelmäßig eine solche Mikropause durchführen zu können, haben sich insbesondere in der Anfangszeit individuelle *Erinnerungshilfen* als nützlich, ja sogar als unverzichtbar erwiesen. Programmieren Sie zum Beispiel für zwei Wochen Ihr Smartphone so, dass es einmal pro Stunde vibriert. Oder kleben Sie sich ein kleines Stück Tesafilm auf Ihre Uhr oder ein post-it an den PC-Monitor beziehungsweise Kühlschrank oder dorthin, wohin Sie in Ihrem Alltag oft schauen. Besonders hilfreich und effektiv sind ständige Begleiter, wie beispielsweise ein Haargummi am Handgelenk oder ein Stein in der Hosentasche, der gerade so groß ist, dass er nicht stört, aber sehr wohl spürbar ist. Auf diese Weise erinnern Sie sich stetig an das Bewusstwerden und Ihre Präsenz wird garantiert ansteigen und damit auch Ihr Wohlgefühl und Ihre Lebenslust.

Übungsprotokoll

Suchen Sie sich bitte von den vorausgegangenen Übungen eine kleine Auswahl heraus und dann schauen wir gemeinsam, wie die Umsetzung erleichtert werden kann.

Ein Erfahrungswert besteht darin, dass in der Anfangszeit, die etwa drei Wochen beträgt, eine Strukturhilfe sinnvoll ist. Diese kann wie ein Plan oder ein Übungsprotokoll funktionieren und zeigt Ihnen den Ablauf der bisher durchgeführten Sets und die anstehenden Wiederholungen. Mit nur ein wenig Geduld bei der Übung werden solche äußeren Strukturen dann bald zu inneren Strukturen. Diese Verinnerlichung erleichtert dann in spürbarer Weise die weiteren Schritte.

Die Abbildung auf der nächsten Seite zeigt Ihnen ein Beispiel, wie sich die Übungsprotokolle nutzen lassen:

Die Vorlagen für die Übungsprotokolle können Sie sich auf der Homepage unter https://www.windpferd.de/koerper-bewusst-sein.html in der Kategorie Downloads herunterladen und ausdrucken. Wenn Sie kein Internet haben, können Sie auch die Vorlagen am Ende dieses Buches zur Begleitung Ihrer Übungsfortschritte nutzen.

1. Übung Aufrechtes Sitzen auf dem Stuhl

	MO	DI	MI	DO	FR	SA	SO
☼ Morgens	II	I		III	I	IIII	II
☾ Abends	I	III	III	I	I	II	I

Stichworte für Erfahrungen

vor der Übung	nach der Übung	Notizen
(Mo) keine Lust anzufangen besserer Schlaf am Wochenende	wacher, klarer entspannter	Anfangs-schwierig-keiten nach 5 Tagen erste Effekte (Schlaf, Wacheit am Tag) Übungen auch in Mittagspau-se effektiv

Sie haben sich diese Übung des aufrechten Sitzens herausgesucht. Am Montagmorgen (☼) haben Sie es zweimal und am Montagabend (☾) haben Sie es einmal geschafft. Sie tragen sich wochenweise Ihre Übungseinheiten ein und behalten damit die Übersicht. Das trägt sehr oft dazu bei, sich und das eigene Tun klarer zu sehen. Selbst wenn Sie sich nur eine Übung heraussuchen, werden Sie vermutlich bemerken, dass scheinbar kleine Übungen große Effekte erzeugen können.

Suchen Sie sich also gerne ein bis drei Übungen heraus, die Sie für die nächsten drei Wochen durchführen. Seien Sie es sich selbst wert, sich die Zeit für dieses Selbstexperiment zu gönnen.

Bilanz

Wenn Sie die Übungen drei Wochen lang durchgeführt haben, nehmen Sie sich gerne ein paar Minuten Zeit und ziehen eine kurze Bilanz.

Betrachten Sie Ihre Übungsprotokolle möglichst wertfrei. Vielleicht sind nicht überall Kreuze für die durchgeführten Übungen zu sehen. Erinnern Sie sich, wie Sie sich vor drei Wochen gefühlt haben. Gibt es schon Unterschiede?

Manchmal sind die Veränderungen noch subtil. Wenn möglich, haben Sie noch etwas die Geduld. Schließlich haben Sie in sich viele Gewohnheitsmuster, die sich hemmend auswirken können. Daher benötigen hilfreiche neue Übungen etwas Zeit, damit die heilsame Wirkung spürbar werden kann.

Natürlich können Sie die Wirkungsweisen solcher Übungen selbst steigern und hemmen. Das hängt von Ihrem Lebensstil ab. Wenn dieser relativ ungesund ist, werden solche Übungen nur wenig ausrichten.

Intensivierung

Steigern Sie in den nächsten drei Wochen die Wirkungen Ihrer Übungen. Dafür können Sie eine ganz einfache Lebensregel austesten: Alles, was unheilsam wirkt, wird auf Abstand gehalten. Alles, was heilsam wirkt, wird unterstützt. Welche Ihrer Mitmenschen sind heilsam, welche unheilsam für Sie? Welche Ihrer Konsumgewohnheiten sind heilsam, welche unheilsam für Sie?

Mit dieser einfachen Technik können Sie die Auswirkungen Ihrer Übungen erheblich vergrößern.

KAPITEL 5

Vom Körperlichen zum Geistigen

Nach dem Praktizieren von Körperübungen ist es erfahrungsgemäß viel leichter, sich der geistigen Ebene zuzuwenden. Normalerweise ist unser Geist ziemlich ruhelos. Das spüren wir besonders, wenn wir in die Stille kommen möchten, zum Beispiel abends, wenn wir versuchen einzuschlafen, oder in der Meditation.

Unser Geist ist ohne gezieltes Üben nicht sehr folgsam. Aber das ist auch kein Wunder, denn wir muten ihm ziemlich viel zu. Tagtäglich setzen wir unseren Geist einem wahren Bombardement von Reizen jeglicher Art aus. Wenn dann zufällig doch einmal Ruhe einkehrt, weil keine Sinnesreize mehr da sind, dann interpretiert der nervöse Geist diesen Zustand als Langeweile und sucht sich neue Betätigung. Ruhe wird von vielen Menschen mittlerweile als ungewohnt, unangenehm oder sogar als bedrohlich erlebt.

Die Reizverarbeitung und die anderen Konzentrationsleistungen des Tages verbrauchen große Mengen Energie. Der Geist neigt dabei zur Verschwendung mit sehr viel unnötigem Aktionismus, wie Tagträumereien, Grübeleien über die Vergangenheit oder Spekulationen über die Zukunft. Das ist seine nicht gesteuerte Natur. Es ist ein wenig so, als wenn ein Reiter die Zügel lockert und das Pferd einfach losgaloppieren lässt und sich dann wundert, wo die Reise hingeht.

Der Zustand unseres Geistes entscheidet darüber, wie wir uns selbst und wie wir die Umwelt wahrnehmen. Er ist gewissermaßen unser Instrument und Werkzeug, um in der Welt zu bestehen. Aufgrund dieser bedeutsamen Hintergründe erscheint es doch mehr als naheliegend, dass wir unseren Geist in eine bessere Position bringen sollten.

Ein ruhiger, klarer Geist wäre eine große Hilfe, oder nicht? Wir würden viel Energie einsparen, da wir den Geist viel besser nutzen könnten. Bei Geisteskontrolle verbessern sich nachweislich die Konzentration und die Leistungsfähigkeit. Ein weiterer positiver Effekt besteht darin, dass wir weniger abhängig von äußeren Reizen sind. Wenn unser Geist sehr aufgebracht ist, reagieren wir sehr schnell mit hoher Anspannung. Dann reicht oft nur eine Kleinigkeit aus, um eine heftige Reaktion zu erzeugen. Wenn unser Geist aber ruhig ist, also gewissermaßen der innere „Pegel" niedriger steht, haben solche Auslöser nicht mehr diese Macht über uns.

Geistige Ruhe trotz äußerer Belastungen

Hier geht es wieder um die bereits beschriebene Thematik der Anspannung und Entspannung. Intuitiv gehen wir davon aus, dass wir bei äußeren Belastungen keinesfalls entspannt bleiben können. Wir hoffen, bisher deutlich gemacht zu haben, dass dies jedoch keinesfalls einen Automatismus darstellt. Denn wenn unser Körper Entspannung mit Anspannung und Anspannung mit Entspannung vereinbaren kann, dann können wir das von der körperlichen auch auf die geistige Ebene transferieren. Dies ist möglich, weil Körper und Geist eine wertvolle Einheit bilden.

Wenn Sie die achtsamen Körper/Geist-Übungen ausprobiert haben, dann wissen Sie, dass Sie trotz Anspannungen in sich Entspannung kultivieren können. Sie müssen diesen Sachverhalt also nicht kritiklos annehmen. Probieren Sie es aus! Nichts ist wirkungsvoller als die eigene sinnliche Erfahrung.

Auf dieser Basis lassen sich nun weitere Ziele fokussieren. Dafür ist oft eine Idee oder eine Vorstellung hilfreich. Viele benutzen zum Beispiel die folgende Vorstellung.

Im Auge des Sturms verweilen

Diese Formulierung symbolisiert ein Naturphänomen, das wir für uns nutzbar machen können. Was wir damit meinen, is, dass man sich trotz starken Turbulenzen immer eine innere Ruhezone vorstellen kann. Das heißt somit, dass es nämlich bei starkem innerem, aber auch äußerem Druck mit etwas Übung durchaus möglich ist, im übertragenen Sinne in das Auge des Sturms zu treten.

Hier einige praktische Beispiele dafür:

- Sie haben die Bahn verpasst oder stehen im Stau und kommen zu spät. Nun spüren Sie Anspannungen und sagen sich: *Entspannung in der Anspannung!*
- Im Job läuft es nicht so gut und Sie spüren daraufhin Anspannungen. Nun sagen Sie sich: *Entspannung in der Anspannung!*
- Die Wohnung ist unordentlich und nicht sauber, daher spüren Sie Anspannungen und sagen sich: *Entspannung in der Anspannung!*
- Sie haben Hunger, aber der Kühlschrank ist leer. Es entstehen Anspannungen und Sie sagen sich: *Entspannung in der Anspannung!*
- Ihr Partner, Ihre Partnerin oder Freunde verhalten sich nicht erwartungsgemäß. Sie spüren Anspannungen und sagen sich: *Entspannung in der Anspannung!*

Ein sehr wichtiger Aspekt ist die konkrete Umsetzung, um von der Anspannung in eine bewusste und präsente Entspannung zu kommen. Der zentrale Leitsatz ist natürlich nur ein erster Schritt, um sich den Wechsel bewusst zu machen. Eine rein rationale Herangehensweise wäre ziemlich chancenlos. Wenn Dinge nach unserer Meinung schieflaufen und wir keine Ressourcen einsetzen können, entsteht Anspannung und dann schaltet unser Körper in den Stressmodus. Deshalb muss nach der rationalen Erkenntnis und dem Appell nach Entspannung in der Anspannung die körperliche Umsetzung erfolgen.

Dafür ist eine ganz einfache Grundlagenübung ausreichend: Lockern Sie Ihre angespannten Muskeln etwas und atmen Sie tief und langsam, wenn möglich, in den Bauch. Ziehen Sie Ihre Aufmerksamkeit bewusst nach innen. Dieser Vorgang, den wir *Mikropause* nennen, aktiviert das Ruhezentrum (Parasympathikus) im vegetativen Nervensystem. Damit werden alle inneren Anspannungen messbar und spürbar gemildert. Weil die Körperhaltung der Geisteshaltung entspricht, wird sich daraufhin sogleich auch Ihr Geist beruhigen.

Wenn Sie diese Anregungen nur während zwei Wochen umsetzen, garantieren wir Ihnen spürbare Veränderungen, die dem Naturgesetz von Ursache und Wirkung folgen. Denn alles, was wir geduldig regelmäßig üben, wird zwangsläufig zu Veränderungen führen. Unser Nervensystem ist ein Paradebeispiel für unsere Anpassungsfähigkeit. Schließlich reagiert unser Gehirn sofort auf Außenreize und über den Prozess der sogenannten Neuroplastizität verändert sich das menschliche Gehirn nachweißlich, wenn regelmäßige Wiederholungen erfolgen (13).

Wir können also nicht nur kurzfristige Entscheidungen treffen und damit aktuelles Verhalten steuern, wir können sogar unsere innere Struktur verändern. Äußerlich können wir mit gezieltem körperlichem Training unsere Muskelmasse vermehren und innerlich können wir ebenfalls mit gezieltem Geistestraining unsere Nervenstrukturen verändern. Aber aufgepasst: Es geht dabei jedoch immer in zwei Richtungen, entweder mit Aktivierung in den Aufbau, aber genauso gut mit Passivität in den Abbau. So verliert der Körper bei Passivität an Muskelmasse und der Geist an Struktur. Doch die gute und längst empirisch abgesicherte Nachricht ist: *Wenn wir wirklich wollen, dann können wir uns verändern (13).*

Damit sich nachhaltige Veränderungen einstellen, hat es sich als sinnvoll erwiesen, über erlernte Lebensgewohnheiten nachzudenken. Das heilsame Rezept hierzu hat sich als eine sehr einfache Formel herausgestellt:

Negatives mindern und Positives fördern

Wenn Sie in sich etwas Positives fördern möchten, dann wäre es unklug, parallel dazu weiterhin unheilsamen Gewohnheiten nachzugehen und die eigenen Erfolge dadurch mindestens zu schmälern oder manchmal sogar ganz aufzulösen. Sie können also Ihre Übungserfolge deutlich steigern, indem Sie ein paar destruktive Gewohnheiten aus dem Dunkel der unbewussten Verhaltensmuster ans Licht Ihres Bewusstseins holen.

Die fragile Kommunikation zwischen Körper und Geist sollte möglichst nicht durch bewusstseinsverändernde Substanzen eingeschränkt beziehungsweise behindert werden. Die körperlichen und geistigen Mächte in uns sind zwar jede für sich recht stark ausgeprägt, aber deren Interaktion ist für uns nicht so sicher wahrnehmbar. Im Lauf unserer menschlichen Entwicklung haben wir nämlich das Zusammenwirken der beiden Kräfte aus den Augen verloren. Wir befolgen regelmäßig und daher gewohnheitsmäßig die verschiedensten Strategien, um sowohl körperliche als auch geistige Impulse zu betäuben.

Wir können uns tatsächlich in vielfältiger Weise selbst vergiften. Dafür ist unser Input zuständig, also das, was wir bewusst und unbewusst konsumieren. Dies bezieht sich auf direkte problematische Substanzen, wie zum Beispiel Nikotin, Alkohol und Drogen. Dazu gehören aber auch die regelmäßige Einnahme von Medikamenten sowie ungesunde Ernährungsgewohnheiten, die in das Nervensystem eingreifen, wie beispielsweise Koffein, Teein oder der Zuckerkonsum etc.

Die Selbstvergiftung kann auch ganz andere Ebenen betreffen, wie zum Beispiel soziale Kontakte (Freunde, Bekannte) oder Situationen, die uns nicht guttun. Darüber hinaus können uns unheilsame Angewohnheiten und Automatismen vergiften. Prinzipiell hinterlassen alle Dinge, die wir in oder an unseren Organismus heranlassen, ihre Spuren.

Bilanzieren Sie bitte selbstkritisch solche Muster. Wenn Sie diesbezüglich umfangreich fündig werden, haben Sie damit einen sehr mächtigen Ansatzpunkt zu Verbesserung Ihrer Situation gefunden. Sicherlich wird es Bereiche geben, die sich nicht leicht verändern lassen. Das betrifft oft äußere Umstände, wie den Arbeitsplatz, die Familie, die Wohnsituation. Auf all diese Umstände reagieren Sie jedoch in Ihrer eigenen Weise und dies gewohnheitsmäßig. Diesbezüglich gibt es sehr wohl Änderungsmöglichkeiten, auch wenn diese die äußere Situation nicht sofort verändern. Sie sind aber innerlich spürbar.

Wenn Sie jedoch Ihre liebgewonnenen unheilsamen Gewohnheitsmuster beibehalten möchten, dann dürfen Sie von den Übungen dieses Buches nicht allzu viel erwarten.

Lassen Sie sich davon aber nicht entmutigen, denn es fällt jedem schwer, Verhaltensmuster loszulassen. Wir behaupten auch nicht, dass es ein leichter Weg ist. Dennoch lohnt sich jeder Versuch in diese Richtung, in die Bewusstheit.

Von der Theorie zur Praxis

Wenn Sie den hier angebotenen Weg ausprobieren und die achtsamen Körper/Geist-Übungen regelmäßig üben, werden natürlich früher oder später „Prüfungen“ auf Sie zukommen. Das Leben liefert uns in gewisser Weise tagtäglich „Tests“, die danach fragen, wie wir in ganz konkreten Alltagssituationen tatsächlich trotz äußerer Anspannungen wach-bewusst entspannt bleiben können.

Wenn wir uns angespannt fühlen, dann erleben wir diese Anspannung spürbar in uns. Das Problem ist in uns eingedrungen beziehungsweise wir haben es zugelassen. Probleme können von außen auf uns zukommen, sie können aber auch in uns durch uns entstehen. Entweder nehmen wir in der Außenwelt etwas wahr, das uns aufregt, aber natürlich ist es auch möglich, dass äußerlich alles ganz ruhig ist, wir nachdenken und dann ein Störgedanke oder eine unheilvolle Erinnerung aktiv wird.

In jedem Fall entstehen daraus psychische und physische Anspannungen. Unsere Strategie lautet daher, bevor wir uns unseren Problemen stellen, benötigen wir zuerst eine möglichst gute Ausgangsposition. Also nutzen wir unsere Übungserfolge und machen uns bewusst: *Entspannung in der Anspannung* ist möglich. Wir atmen bewusst, lockern die Anspannungen und mildern die Ausgangslage. Nun sind wir besser dazu fähig, das Problem mit etwas mehr Abstand zu betrachten.

Jetzt *sind* wir nicht mehr das Problem. Wir *sind* nicht mehr angespannt und ärgerlich, traurig oder ängstlich, sondern wir *haben* ein Problem. Wir haben vielleicht immer noch Ärger, Trauer oder Angst, aber es ist nicht mehr so nah und deshalb auch nicht mehr so intensiv. Das gleiche Phänomen trifft auch zu, wenn wir mit einem anderen Menschen einen Konflikt erleben. Der andere ist nicht das

Problem. Mit ein wenig mehr Entspannung in der Anspannung können wir erkennen, dass es ein Problem gibt, doch es steckt nicht mehr fest.

Es geht also auch darum, mit konkreten Herangehensweisen etwas mehr Entspannung in die Anspannung zu bringen, um dann hilfreichen Abstand zu erzeugen. Mit dessen Hilfe lassen sich manche Themen deutlich konstruktiver angehen.

Vielleicht ist es notwendig, noch einmal zu unterstreichen, dass mit der Entspannung keine schläfrige Tiefenentspannung oder ein Alles-Egal-Gefühl verbunden ist. Daher ist es so wichtig, immer wieder und wieder zu erwähnen, worum es geht. Ähnlich wie beim Wandern in der Natur, also im ungewohnten Gelände, müssen wir auch immer wieder mal auf den Kompass schauen. Unser Ziel ist eine wach-bewusste entspannte Verfassung.

Damit wir in dieser Richtung innerlich weiterkommen, ist es machmal hilfreich, die Distanz beziehungsweise die Sicht zu verändern. So kann ein Wechsel, zum Beispiel in Richtung Vogelperspektive, die „Sachlage“ deutlich verändern. Die innere Distanz nimmt automatisch zu, je höher der „Vogel“ fliegt. Vielleicht können Sie sich vorstellen, wie die letzte erlebte Konfliktsituation ausgesehen hätte, wenn der „Vogel“ immer höher geflogen wäre.

Hätte die Konfliktsituation aus sehr großer Entfernung eventuell so ausgesehen?

Natürlich geht es hier nicht darum, nichts mehr ernst zu nehmen. Stattdessen möchten wir Sie gerne dazu anregen, neue Erfahrungen zu machen. Wir sind als Menschen immer auch soziale Wesen, die selbstverständlich auf äußere Situationen reagieren. Aber wir sind auch keine Marionetten, die sich automatisch bewegen, wenn andere an den „Fäden“ ziehen. Es ist durchaus möglich, zu einem selbstbestimmten

Leben zu kommen, wenn Sie nur bereit sind, neue Wege erkunden zu wollen.

Nutzen Sie dabei die Weisheit Ihres Körpers, der Ihnen in jeder wachen Minute zeigen kann, wie Entspannung und Anspannung integriert werden können. Probleme werden immer da sein und immer wieder aufs Neue entstehen, doch wir müssen ihnen nicht immer folgen. Wiederholen sie am besten anfangs auf der Körperebene die Erfahrung von Entspannung in der Anspannung und dann wiederholen Sie den Satz wie ein Mantra in Ihrem angespannten Alltag: *Entspannung in der Anspannung*.

Bereits im ersten Kapitel haben wir ausgeführt, dass Körper, Bewusstsein und Sein untrennbar zusammenhängen. Unser *Körper* ist wie unser Anker, immer im Hier und Jetzt, tief verbunden mit den materiellen Aspekten des Lebens. Unser *Bewusstsein* eröffnet uns geistige Türen, die uns von der Materie entführen können. Das liefert uns wertvolle Ressourcen, bedeutet aber auch konkrete Gefahren. Wenn wir geisitg zu sehr von uns selbst wegrücken, dann verlieren wir, wie schon beschrieben, den Kontakt zu uns selbst. Unser Bewusstsein benötigt also eine sanfte, aber klare Führung, damit es als Instrument für die Alltagsbewältigung einsetzbar ist. Dafür lenken wir es immer wieder auf unseren Körper, weil dadurch wieder eine Ganzheit aus Körper und Geist erzeugt werden kann. Auf diesem Weg gestalten wir ein erfülltes *Sein*, indem Bewusstheit das Grundempfinden dominieren kann.

Körper.Bewusst.Sein

Unser angestrebtes *Körper.Bewusst.Sein* ist also kein Zufallsprodukt, sondern ein Produkt, das entsteht, wenn wir uns darum bemühen. Jede unserer Aktivitäten erfordert unsere Aufmerksamkeit. Vielleicht benötigen Sie für die angeleiteten Übungen aus Kapitel 4 etwas Training. Das sind keine Fähigkeiten, die man auf Anhieb kann oder nicht kann, sondern etwas, das geübt werden will. Nach einigen Wiederholungen wird Ihnen alles erfahrungsgemäß leichter fallen. Aber prüfen Sie das gerne einmal ein paar Wochen kritisch nach: Gibt es Unterschiede, die Sie selbst wahrnehmen, seit Sie diese Übungen durchführen?

Wenn Sie die Übungen nach etwas Praxis besser beherrschen, können Sie Ihre heilsame Einheit aus Geist und Körper als Basis nutzen. Auf dieser Grundlage ist es möglich, alle kognitiven Anforderungen leichter zu bewältigen. Sie werden sich besser konzentrieren können, die Gedanken werden klarer, Sie sind weniger ablenkbar, werden dadurch leistungsfähiger und fühlen sich deutlich gelassener. Ein sehr heilsamer Aspekt besteht darin, dass Ihr Immunsystem stabiler funktionieren wird.

Man kann es auch so zusammenfassen: Ihr Sein in der Welt wird sich sowohl tiefer und sicherer verwurzeln und Ihre geistigen Flügel eröffnen Ihnen neue Horizonte.

Wenn sich Menschen verändern, hat das auch immer komplexe Folgewirkungen. Den inneren Wandel von Personen bekommen Menschen im Umfeld durch dessen Auswirkungen zu spüren. Selbst wenn es heilsame Veränderungen sind, kommt es dennoch dazu, dass die Auswirkungen veränderte Interaktionen herbeiführen. Menschen, die das wahrnehmen, müssen sich zwangsläufig darauf einstellen. Das führt gelegentlich zu Irritationen oder sogar zu Widerständen. Menschen möchten sich oft nicht wandeln, nur weil sich eine Bezugsperson verändert. Doch die verbesserte Fähigkeit, den Geist zu beruhigen und mit inneren Spannungen umzugehen, wird letztlich neue Chancen entstehen lassen. Da braucht es manchmal etwas Geduld und Vertrauen.

Körperhaltung = Geisteshaltung

Eine sebstbewusste Körperhaltung (aufrecht mit mehr Körperspannung), die durch das vorgeschlagene Taining ganz automatisch entsteht, kann sich zu Anfang etwas merkwürdig anfühlen. Aber lassen Sie sich davon nicht abschrecken. Es muss sich nicht immer alles vertraut anfühlen. Wenn Sie nur solche Aktivitäten und Empfindungen zulassen, die Sie schon gut kennen, dann werden Sie immer bei alten Mustern verharren. Wenn Sie aber regelmäßig und immer häufiger den Rücken aufrichten, die Schultern senken und den Kopf heben, dann wird Ihnen das nach einiger Zeit des Übens immer natürlicher vorkommen.

Dieser wichtige Vorgang hat zentrale Auswirkungen, denn Körpersignale werden in Ihrem Geist starke Anteile begünstigen. Es ist gewissermaßen eine interne Kommunikation. Die aufrechte Haltung kann sogar so weit führen, dass sich das Selbstwertgefühl erhöht. Darüber hinaus werden andere Menschen Ihre Körpersprache sofort erkennen. Gerade Frauen können profitieren, wenn sie aufhören, sich körperlich kleinzumachen. Wenn Frauen lernen, ihre Schultern nach hinten zu bringen und dadurch mehr Raum einzunehmen, weil die Körperbreite zunimmt und eine Aufrichtung entsteht, dann wirkt sich das auch mental aus. Der Ausdruck „Haltung zeigen" ist bewusst gewählt, denn wir können sowohl eine gute Körperhaltung als auch eine gute Geisteshaltung einnehmen. Zeigen Sie Haltung, beziehen Sie Stellung. Bleiben Sie auf eine harmonische Weise wehrhaft, selbstbewusst und stark und trauen Sie sich, Raum einzunehmen. Natürlich profitieren auch Männer von einer aufrechten und adäquaten Körperhaltung beziehungsweise Körperspannung und den daraus folgenden positiven Konsequenzen. Die beschriebenen Effekte auf der geistigen und sozialen Ebene sind somit völlig geschlechtsunabhängig.

In den Strom treten

Wir möchten eine hilfreiche Erfahrung in Bezug auf die Übungsdynamik nicht unerwähnt lassen. Diese bezieht sich darauf, dass Übende immer wieder die Erfahrung machen, dass nur die ersten Schritte in eine neue Richtung einer Anstrengung bedürfen. Bereits nach einigen Tagen wird spürbar, dass es schon leichter fällt, das neue Verhalten durchzuführen. Denn wie bereits beschrieben, baut unser Gehirn bei Wiederholungen relativ schnell Automatismen. Das spart Energie und darauf ist unser Nervensystem ausgelegt. Das Gehirn verbraucht viel Energie, hauptsächlich Glukose und Sauerstoff. Da diese Stoffe nicht unendlich zur Verfügung stehen, muss gespart werden. Das geschieht durch das Aufbauen von Automatismen oder eben Gewohnheitsmustern. Wenn das geschieht, dann fallen uns die entsprechenden Tätigkeiten viel leichter und mehr noch, wir beginnen sogar neue Bedürfnisse in diese Richtung zu entwickeln. Es ist dann ein innerer Impuls spürbar, der danach verlangt. In den Strom zu treten ist eine alte Redewendung, die genau das meint. Der Weg zum Strom, hier ist symbolisch ein Fluss gemeint, muss noch von uns durch Engagement bewältigt werden, aber sobald wir dann „einen Fuß ins Wasser setzen, finden wir durch die Fließbewegung eine Unterstützung, sodass wir uns nicht mehr so bemühen müssen.

Auf die Übungen bezogen bedeutet dies, dass wir nach relativ kurzer Zeit den Eindruck haben, dass uns die Integration in den Alltag leichter fällt, dass die Durchführungen leichter werden und dass sich die Effekte motivierend auswirken. Ähnlich wie beim Zähneputzen denken wird dann nicht mehr über den Sinn und Zweck nach, sondern machen es zu einer Gewohnheit.

Der Übungsplan

Jede Neuerung, alles, was wir neu in unserer Leben integrieren möchten, sollte in einer Weise umgesetzt werden, dass wir es leicht fortführen könnten. Das trifft auf vieles zu. Wenn wir zum Beispiel sportlich aktiv werden wollen und nun meinen, dass wir es jetzt mindestens zwei Stunden täglich ausüben müssen, dann wird dieses Vorhaben nur von kurzer Dauer sein. Wenn wir eine Diät zur Gewichtsreduktion machen und nicht unsere Ernähungsgewohnheiten langfristig umstellen, werden die verlorenen Kilos bald wieder da sein. Die nachhaltig erfolgreichsten Methoden sind die, welche sich ohne große Mühen lange durchführen lassen. Eine Empfehlung wäre daher, dass Sie Ihren Übungsplan zu Anfang eher moderat gestalten, eben so, dass Sie rein theoretisch nach den ersten vier Wochen genauso weitermachen könnten. Dafür sind folgende Aspekte wichtig:

Die fünf Aspekte des Übungsplans

1. Das Selbstexperiment sollte zunächst zeitlich begrenzt sein. Setzen Sie einen Zeitrahmen von vier Wochen fest. Diese Beschränkung hilft und motiviert erfahrungsgemäß sehr. Schließlich bleiben so die Bemühungen überschaubar.

2. Üben Sie dabei ein- bis dreimal pro Woche eine Sequenz mit Körperübungen. Diese sollte mindestens 30 Minuten umfassen. Dabei ist es hilfreich, wenn Sie diese Einheiten während des Selbstexperimentes im Wochenplan zeitlich festlegen. Nach den Körperübungen und zum Abschluss setzen Sie sich aufrecht hin, schließen die Augen, werden ganz still und beobachten Ihren Atemfluss. Lassen Sie Ihren Geist und Körper durch die Fokussierung auf die

Atmung eins werden. Dies kann ein kurzer Moment sein oder auch fünf Minuten + dauern.

3. Darüber hinaus sollten täglich zweimal Fünf-Minuten-Übungen durchgeführt werden. Auch diese Zeiten sollten vorher geplant werden. Hilfreich ist hier, wenn vorhandene Rituale genutzt werden, wie zum Beispiel immer vor dem Früstück und vor der Tagesschau. Vorher prüfen Sie bitte kurz die Verfassung Ihres Organismus. Benötigt er Aktivierung? Dann führen Sie ein paar aktivere Körperübungen durch. Oder ist der Energielevel zu hoch? Dann praktizieren Sie beispielsweise einige Male die Bauchatmung.

4. Es sollten täglich sehr viele Mikropausen durchgeführt werden. Bezüglich der Mikropausen wurde bereits erwähnt, dass hier Erinnerungshilfen notwendig sind. Führen Sie im Alltag so viele kleine Mikropausen durch, wie es nur irgendwie geht. Sie nehmen immer wieder Ihre Erinnerungshilfe wahr, richten sich körperlich gut aus, atmen bewusst und nehmen wahr, was jetzt gerade da ist.

5. Überprüfen Sie Ihren Lifestyle und verändern Sie ihn etwas. Raus aus den Mustern heißt hier das Motto. Welche Substanzen, die das Bewusstsein verändern, können losgelassen werden? Versuchen Sie, ungute Gewohnheiten für die Zeit des Selbstexperimentes zu lassen. Oftmals entstehen dadurch mehr oder weniger innere Spannungsmuster. Nehmen Sie diese kritisch zur Kenntnis, denn hier offenbaren sich gerne mal Sucht- beziehungsweise Entzugssymptome. Mit den hier anempfohlenen Übungen haben Sie nun hervorragende Methoden zur Verfügung, um solche inneren Spannungsmuster eigenständig zu mildern.

Es ist ein überaus spannendes Unterfangen, die eigenen inneren Verhaltens- und Gewohnheitsmuster zu lockern. Sehen Sie es gerne als das, was es ist, nämlich der Weg aus inneren Gefängnissen hin zu immer höheren Freiheitsgraden.

Nun möchten wir gerne einen Aspekt des Übungsplans und der Übungen generell herausgreifen.

Sekunden-Yoga

Es wurde im vorausgegangenen 4. Kapitel erwähnt, dass die gesamte Sequenz der Körperübungen durchlaufen werden sollte, aber dass es auch möglich sei, einzelne Übungen herauszugreifen und umzusetzen. Das legt natürlich die Frage nach der Übungsintensität nahe.

Generell beginnen wir unsere Übungen auf eine Weise, als würden wir Inseln in unserem Alltag gestalten. Übungen wirken wie kleine Auszeiten, wie etwas Besonderes, das mit unserem sonstigen Leben nicht direkt gleichzusetzen ist.

Wir möchten hier auf die hohe Relevanz von kleinen Bewusstheitsmomenten hinweisen, gleichzeitig aber auch beschreiben, dass diese kleinen Momente nicht loszulösen oder zu isolieren sind. Vielleicht können Sie es sich so vorstellen, dass unser alltägliches Tun sehr von unbewussten Gewohnheitsmustern geprägt ist. Darunter liegt aber gewissermaßen eine Schicht durchgängiger Bewusstheit. Diese ist allerdings verdeckt von unseren unbewussten Aktivitäten, Süchten, Obsessionen, Gewohnheitsmustern und anderen Unachtsamkeiten.

Wir können unsere Bewusstheit jedoch immer wieder wahrnehmen, wenn wir uns dorthin wenden. Die kurzen Übungen verbinden also die Bewusstheit mit dem alltäglichen Tun. Wenn wir daher unseren auf unbewussten

Gewohnheitsmustern basierenden Alltag ständig mit Bewusstseinsübungen „durchlöchern", kann unsere Bewusstheit sich stetig ausbreiten. So werden unsere alltäglichen Handlungen und Gedanken immer mehr mit Bewusstheit „infiziert".

Tatsächlich verfolgen wir auf diese Weise das übergeordnete Ziel einer durchgängigen Bewusstheit, was eher einem Ideal gleicht, dem wir uns annähern, das aber nie in Gänze zu erreichen ist. Es geht aber auch nicht darum, immer mal wieder ein paar Minuten bewusst zu werden, sondern unser Potenzial für Bewusstheit immer mehr zu aktivieren und damit gewissermaßen zum Wachsen zu bringen. So können in unserem Alltag immer größere Strecken von Bewusstheit durchdrungen werden. Die Auswirkungen sind nicht nur heilsam für uns und andere, sie fühlen sich auch richtig gut an. Es macht Sinn.

Die Frage nach dem Lebenssinn

Am Anfang, in der Einleitung dieses Buches, stand die Frage, warum Sie sich mit solchen Themen beschäftigen. Nun kommen wir auf diese Frage zurück. Was ist der Sinn?

Wir möchten ihnen hier keine Vorgaben machen oder gar den Sinn des Lebens auf einen einzigen Aspekt reduzieren. Stattdessen möchten wir zum Abschluss dieses Buches den Handlungsrahmen etwas erweitern. Manche Fragen entstehen erst durch ein Defizit und dies trifft auch auf die Sinnfrage zu. Erst wenn es zu kalt wird und wir zu frösteln beginnen, fragen wir nach der Temperatur. Es ist also unser inneres Empfinden, das uns zu bestimmten Fragen führt. Dementsprechend fragen wir erst nach dem Sinn, wenn wir glauben, ihn verloren zu haben.

Wenn sich tiefere Fragen ergeben, dann wird das Defizit spürbar. Dabei handelt es sich oft um Bedürfnisse.

Wenn wir hungrig sind, suchen wir etwas zu essen. Solche Grundbedürfnisse sind oft relativ klar zu spüren. Aber wie sieht es mit dem Bedürfnis nach Spiritualität aus? Viele von uns haben das zusammen mit der Abkehr von den großen Religionen begraben. Die diesbezüglichen Mangelerscheinungen sind leider nicht so sicher zu erfassen wie der Mangel an anderen Grundbedürfnissen.

Spiritualität

Das Thema Spiritualität wirkt immer noch wie etwas Diffuses, Esoterisches oder wie etwas, das keinen wichtigen Platz in unserem Leben haben muss. Spiritualität lässt sich aber auch als eine Erfahrung beschreiben, zu der wir als Menschen gewissermaßen hingeführt werden, wenn wir dafür sensibel sind. Als Kinder und Jugendliche ist uns das Thema vielleicht noch fremd. Als Erwachsene kommen wir womöglich öfter an Themen heran, die uns erahnen lassen, dass unser Verstand begrenzt ist und dass er uns sogar an wichtigen Erfahrungen hindert. Wenn Sie in sich hineinhören und innere Ruhe genießen möchten, dann werden Sie mit Ihrem ewig aktiven Verstand konfrontiert. Sie nehmen dann das stetige „Ich meine" ..., „Ich denke" ..., „Ich möchte" ..., „Ich mag" ...", „Ich mag nicht" ..." etc.pp. wahr und finden damit kein wahres Glück.

Lange Zeit unseres Lebens laufen wir der Illusion hinterher, dass wir dadurch glücklich zu werden glauben, indem wir uns erfüllen, was wir uns wünschen. Aber wenn wir viel Glück haben, dann erkennen wir den darin liegenden Fehler. Diese Methode ist nämlich unstillbar. Wenn wir irgendwann alles besitzen, träumen wir von einem Hotel auf dem Mond.

Spiritualität ist die Lockerung und dann auch die Loslösung von der Diktatur unseres Verstandes. Ja, unser Verstand hat uns vieles ermöglicht. Er ist hilfreich oder zumindest eine Seite des Verstandes ist hilfreich. Aber er sollte uns wie ein gutes Werkzeug dienen und nicht wie unser Diktator funktionieren.

Es ist also eine überaus heilsame Vision, den Verstand wieder mehr zu lenken und dies zu lernen. Wenn Bedarf da ist, nutzen wir den Verstand, ansonsten hat er Pause.

Das hört sich noch etwas merkwürdig an, zumindest wenn Sie noch nie die Erfahrung machen konnten, wie es sich anfühlt und welche Erfahrungen möglich sind, wenn der Verstand schweigt. Wenn unser Geist zur Ruhe kommt, wie beispielsweise in der Meditation, dann sind Erfahrungen ohne Egoimpulse möglich. Wir betreten einen geistigen Bereich, den wir „Spiritualität" nennen. Dies hat nichts mit Esoterik zu tun. Wir als Geistestrainer sind der festen Überzeugung, dass wir unser Leben nicht als vollendet und gelungen wahrnehmen können, wenn wir diesen Bereich niemals hätten kennenlernen dürfen.

Die Übungen dieses Buches sollten eine Einladung dafür sein, etwas mehr und etwas tiefer bei sich selbst anzukommen. Diese letzten Worte möchten die Einladung dafür sein, diesen Weg weiterzugehen. Wenn Sie sich selbst besser wahrnehmen und steuern gelernt haben, werden Sie sich psychophysisch stärker fühlen. Genießen Sie das gerne eine Weile.

Doch Sie werden wahrscheinlich spüren, dass das noch lange nicht alles ist. Nach der Egostärkung wartet auf uns die Möglichkeit der Egominderung und der temporären Egoauflösung. Damit beschreiten Sie Ihren spirituellen Weg und ein sehr bedeutsamer Bereich dieses Weges ist die vertiefte Meditation. Wenn Sie beginnen, damit Erfahrungen zu sammeln, werden Sie solche Bücher wie dieses nicht mehr benötigen.

ANHANG

Literatur

(1) Bielefeld, J. (1991): Zur Begrifflichkeit und Strukturierung der Auseinandersetzung mit dem Körper. In: J. Bielefeld (Hrsg.), Körpererfahrung. Grundlagen menschlichen Bewegungsverhalten. Göttingen: Hogerefe. S, 3-35

(2) Boeger, A. (2010): Körper und Geschlecht im Jugendalter; Schlaglichter auf eine Entwicklungsaufgabe für beide Geschlechter. In: Steins, G.(Hrsg), Handbuch Psychologie und Geschlechterforschung. Gebundene Ausgabe. Kapitel 8, S. 133-151

(3) Bourdieu, P. (1982): Die feinen Unterschiede; Kritik der gesellschaftlichen Urteilskraft. Frankfurt a. M.: Suhrkamp

(4) Danielsson, Papoulias, Petersson, Carlsson & Waern (2014). In: Journal of Affective Disorders 168 (2014), S. 98–106

(5) Elias, N. (1969): Über den Prozeß der Zivilisation; soziogenetische und psychogenetische Untersuchungen. Band 1. Bern, München: Francke.

(6) Ennenbach, M. (2016). Achtsame Selbststeuerung; Grundlagen und Praxis der Achtsamkeit. Oberstdorf: Windpferd

(7) Kabat-Zinn, J. (2011): Zur Besinnung kommen. Freiamt: Arbor

(8) Kabat-Zinn, J., Chapman, A. & Salmon, N. (1997): Relationship of cognitive and somatic components of anxiety to patient preference for different relaxation techniques. Mind/Body Medicine, 2, S.101–109

(9) Landsman-Dijkstraa, van Wijck & Groothoff (2006). In: Patient Education and Counseling 60, S.66–79

(10) Wendler, M. (2015): Der Körper als Ressource in der sozialen Arbeit. Berlin: Springer

(11) Wittchen, H-U. & J. Hoyer (2006). Klinische Psychologie und Psychotherapie. Berlin: Springer

(12) Wolf, N. (1996): Der Mythos Schönheit. Reinbek: Rowohlt

(13) Singer, W., Ricard, M. (2008): Hirnforschung und Meditation. Frankfurt: Suhrkamp

ÜBER DIE AUTOREN

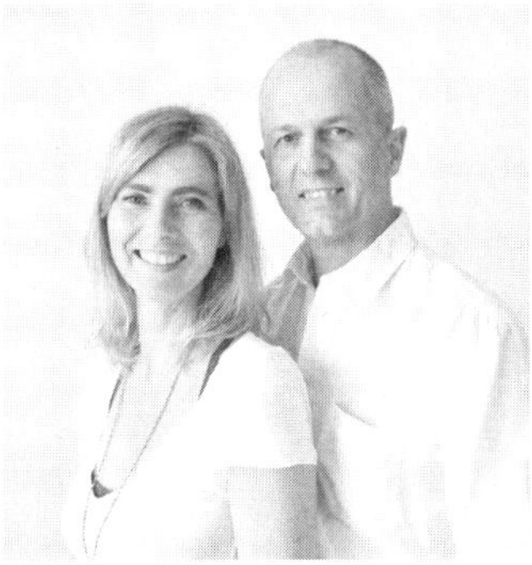

Dr. Kirsten Endrikat arbeitet seit 1994 an unterschiedlichen Hochschulen als Wissenschaftlerin und Dozentin (Bielefeld, Wien, München, Heidelberg und Berlin). Sie ist promovierte Diplompsychologin und absolvierte das erste Staatsexamen für Lehramt. Darüber hinaus ist sie seit 2005 als Yogalehrerin (ISYVC) ausgebildet und leitet Workshops zu achtsamkeitsbasierten Körperübungen und Ausbildungskurse zum Achtsamkeitstrainer (ASST®).

Dr. Matthias Ennenbach ist seit über 25 Jahren in unterschiedlichen klinischen und beratenden Kontexten als Diplompsychologe und approbierter Psychotherapeut tätig. Er studierte Psychologie in NRW, absolvierte verschiedene Therapieverfahren, promovierte an der Medizinischen Fakultät in München und ist seit vielen Jahren als Gastreferent an Universitäten, als Seminarleiter und als Ausbilder für Therapeuten (BPT®) und Achtsamkeitstrainer (ASST®) aktiv. Zudem ist er als Fachbuchautor zahlreicher Bücher bekannt.

Veröffentlichungen von Matthias Ennenbach

Buddhistische Psychotherapie. Windpferd Verlag 2010

Buddhist Psychotherapy. Lotus Press, Twin Lakes (USA) 2013

Befreit–Verbunden. Windpferd Verlag 2011

Buddyjska recepta. Polen: Studio Astropsychologii, Biatystok (Polen) 2013

Praxisbuch Buddhistische Psychotherapie. Windpferd Verlag 2012

Einführung in die Buddhistische Psychotherapie. Windpferd Verlag 2012

Der Tod des Dalai Lama (Roman). Kamphausen/Tao Verlag 2013

Buddhistische Lebenskunst. Das B-Prinzip. Random House/Lotos Verlag 2013

Der leichte Weg. Windpferd Verlag 2014

Dein erleuchtetes Ego. Random House/Heyne Verlag 2014

Leben und Sterben. Windpferd Verlag 2014

Psychosomatik. Windpferd Verlag 2015

Achtsame Selbststeuerung. Windpferd Verlag 2016

Achtsam werden. Thieme-Trias Verlag 2016

Inspiration in 108 Leitsätzen. Springer Verlag 2017

Therapeutische Skizzen. 464 S., Tredition. April 2017

Wie das Leben zum Urlaub wird. Springer Verlag 2017

So beruhigen Sie sich. Eine Anleitung zum Umgang mit Bedrohung und Terror. Windpferd Verlag 2017

Meditation ON THE GO. Windpferd Verlag 2017

Buddhistische Psychotherapie in der Anwendung. Windpferd Verlag 2018

Veröffentlichungen von Kirsten Endrikat

Ausgewählte Publikationen:

Endrikat, K., Weiland, K. & Breitenbach, E.: Relevante Kriterien zur Ausbildungsreife benachteiligter Jugendlicher. Berufliche Rehabilitation (2018 in Druck).

Endrikat, K. & Ennenbach, M: Eine Evaluationsstudie zur Wirksamkeit einer achtsamkeitsbasierten Psychotherapie. In: Spiritual Care. 2016, 6, Heft 1, S. 69-80

Endrikat, K.: Die Abwertung von Menschen mit Behinderung – Eine Folge der Ökonomisierung der Lebenswelt in der deutschen Gesellschaft.

In: Vierteljahresschrift für Heilpädagogik und ihre Nachbargebiete. 2012, Nr. 1, S.47-59

Endrikat, K.: Wie integriert sind Schülerinnen und Schüler mit und ohne Schulabschluss? Soziale Desintegrationsbelastungen und deren mögliche Folgen. In: Empirische Sonderpädagogik, 2011, Nr. 2, S.162-181

Heitmeyer, W./Endrikat, K.: Die Ökonomisierung des Sozialen. Folgen für „Überflüssige" und „Nutzlose". In: Heitmeyer, Wilhelm (Hrsg.): Deutsche Zustände. Folge 6. Berlin: Suhrkamp, S.55-72

Mansel, J./Endrikat, K: Die Abwertung von „Überflüssigen" und „Nutzlosen" als Folge der Ökonomisierung der Lebenswelt. Langzeitarbeitslose, Behinderte und Obdachlose als Störfaktor. In: Soziale Probleme, 18. Jg. 2007, Heft 2, S.163-185

Petzke, M./Endrikat, K./Kühnel, M.-S.: Risikofaktor Konformität. Soziale Gruppenprozesse im kommunalen Kontext. In: Heitmeyer, Wilhelm (Hrsg.): Deutsche Zustände. Folge 5. Frankfurt a.M., Suhrkamp 2007, S.52-76

Endrikat, K.: Jüngere Menschen. Größere Ängste, geringere Feindseligkeit. In: Heitmeyer, Wilhelm (Hrsg.), Deutsche Zustände. Folge 4. Frankfurt a.M.: Suhrkamp 2006, S. 101-114

Endrikat, K./Strobl, R.: Ambivalenz der Anpassung. Menschenfeindliche Einstellungen im sozialen Bezugskontext. In: Heitmeyer, Wilhelm (Hrsg.): Deutsche Zustände. Folge 3. Frankfurt a. M.: Suhrkamp 2004, S.92-107

Endrikat, K.: Ganz normaler Sexismus. Reizende Einschnürung in ein Rollenkorsett. In: Heitmeyer, Wilhelm (Hrsg.)_ Deutsche Zustände. Folge 2. Frankfurt a. M.: Suhrkamp 2003, S.120-141

Mansel, J./Endrikat, K./Schäfer, D.: Emotionales Befinden zwischen Erfahrungen und fremdenfeindlichen Einstellungen. In: Journal für Konflikt- und Gewaltforschung, Jg.5, 2003, 1, S.127-144

Wagner, U./van Dick, R./Endrikat, K.: Interkulturelle Kontakte. Die Ergebnisse lassen hoffen. In: Heitmeyer, Wilhelm (Hrsg.): Deutsche Zustände. Folge 1. Frankfurt a. M: Suhrkamp 2002, S. 96-109

Endrikat, K./Schäfer, D./Mansel, J./Heitmeyer, W.: Soziale Desintegration. Die riskanten Folgen negativer Anerkennungsbilanzen. In: Heitmeyer, Wilhelm (Hrsg.): Deutsche Zustände. Folge 1. Frankfurt a. M: Suhrkamp 2002, S.237-258

Endrikat, K.: Jugend, Identität und sportliches Engagement. Lengerich: Pabst 2001

Übungsprotokolle

1. Woche

1. Übung

	MO	DI	MI	DO	FR	SA	SO
Morgens							
Abends							

Stichworte für Erfahrungen

vor der Übung	nach der Übung	Notizen

2. Übung

	MO	DI	MI	DO	FR	SA	SO
Morgens							
Abends							

Stichworte für Erfahrungen

vor der Übung	nach der Übung	Notizen

3. Übung

	MO	DI	MI	DO	FR	SA	SO
Morgens							
Abends							

Stichworte für Erfahrungen

vor der Übung	nach der Übung	Notizen

2. Woche

1. Übung

	MO	DI	MI	DO	FR	SA	SO
Morgens							
Abends							

Stichworte für Erfahrungen

vor der Übung	nach der Übung	Notizen

2. Übung

	MO	DI	MI	DO	FR	SA	SO
Morgens							
Abends							

Stichworte für Erfahrungen

vor der Übung	nach der Übung	Notizen

3. Übung

	MO	DI	MI	DO	FR	SA	SO
Morgens							
Abends							

Stichworte für Erfahrungen

vor der Übung	nach der Übung	Notizen

3. Woche

1. Übung

	MO	DI	MI	DO	FR	SA	SO
Morgens							
Abends							

Stichworte für Erfahrungen

vor der Übung	nach der Übung	Notizen

2. Übung

	MO	DI	MI	DO	FR	SA	SO
Morgens							
Abends							

Stichworte für Erfahrungen

vor der Übung	nach der Übung	Notizen

3. Übung

	MO	DI	MI	DO	FR	SA	SO
Morgens							
Abends							

Stichworte für Erfahrungen

vor der Übung	nach der Übung	Notizen

Von Matthias Ennenbach im Windpferd Verlag erschienen

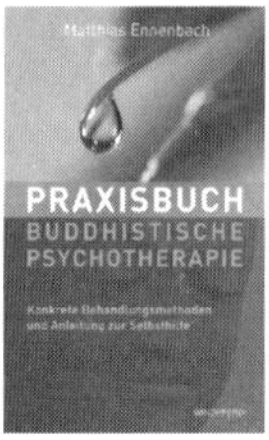

Buddhistische Psychotherapie – Praxisbuch
584 Seiten
ISBN 978-3-86410-020-8

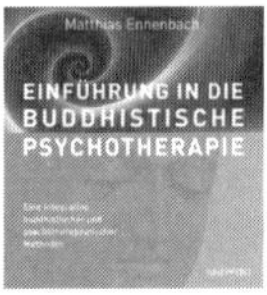

Einführung in die Buddhistische Psychotherapie
140 Seiten + Audio-CD
ISBN 978-3-86410-021-5

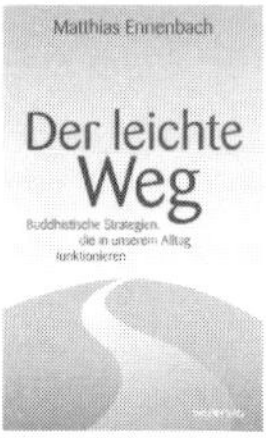

Der leichte Weg
526 Seiten
ISBN 978-3-86410-066-6

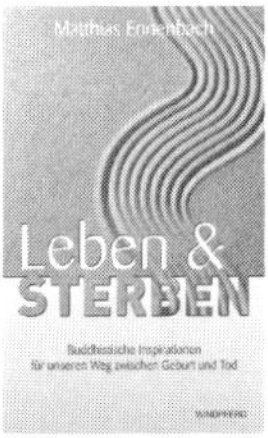

Leben & Sterben
288 Seiten
ISBN 978-3-86410-089-5

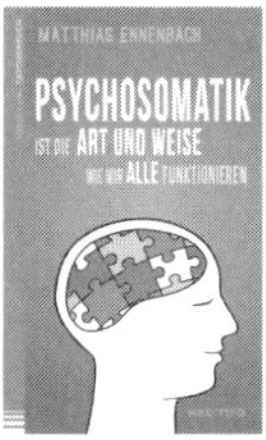

Psychosomatik ist die Art und Weise wie wir alle funktionieren
112 Seiten
ISBN 978-3-86410-134-2

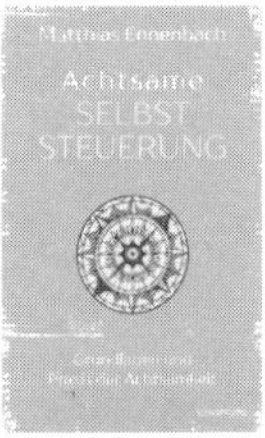

Achtsame Sebststeuerung
256 Seiten
ISBN 978-3-86410-113-7

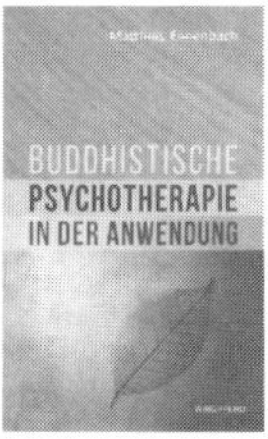

Buddhistische Psychotherapie in der Anwendung
360 Seiten
ISBN 978-3-86410-174-8

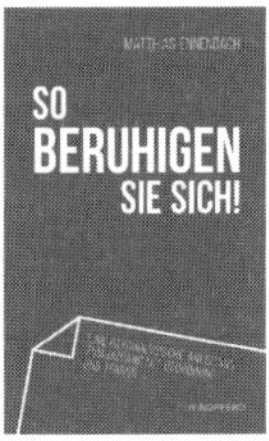

So beruhigen Sie sich
200 Seiten
ISBN 978-3-86410-158-8

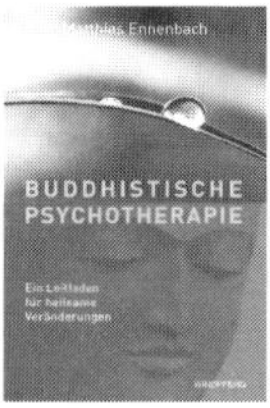

Buddhistische Psychotherapie
472 Seiten
ISBN 978-3-89385-639-8

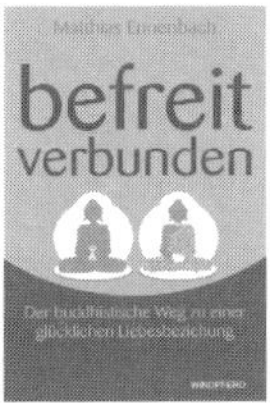

befreit verbunden
244 Seiten
ISBN 978-3-89385-666-4